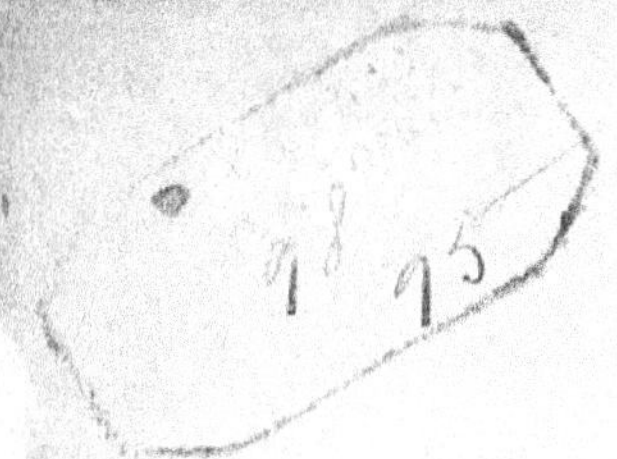

LE
DISPENSAIRE H. DE ROTHSCHILD

A Berck-sur-Mer (Pas-de-Calais)

ESSAI SUR L'ASSISTANCE

MÉDICALE ET CHIRURGICALE GRATUITE

DANS LES PETITES VILLES ET DANS LES CAMPAGNES

PAR

M. LE Dr F. CALOT

Chirurgien en chef de l'Hôpital N. de Rothschild,
de l'Hôpital Cazin-Perrochaud et du Dispensaire H. de Rothschild.

ET

H. DE ROTHSCHILD

Externe des Hôpitaux,
Ancien moniteur de la Maternité de la Charité.

PARIS

G. MASSON, ÉDITEUR

LIBRAIRIE DE L'ACADÉMIE DE MÉDECINE

120, BOULEVARD SAINT-GERMAIN

1895

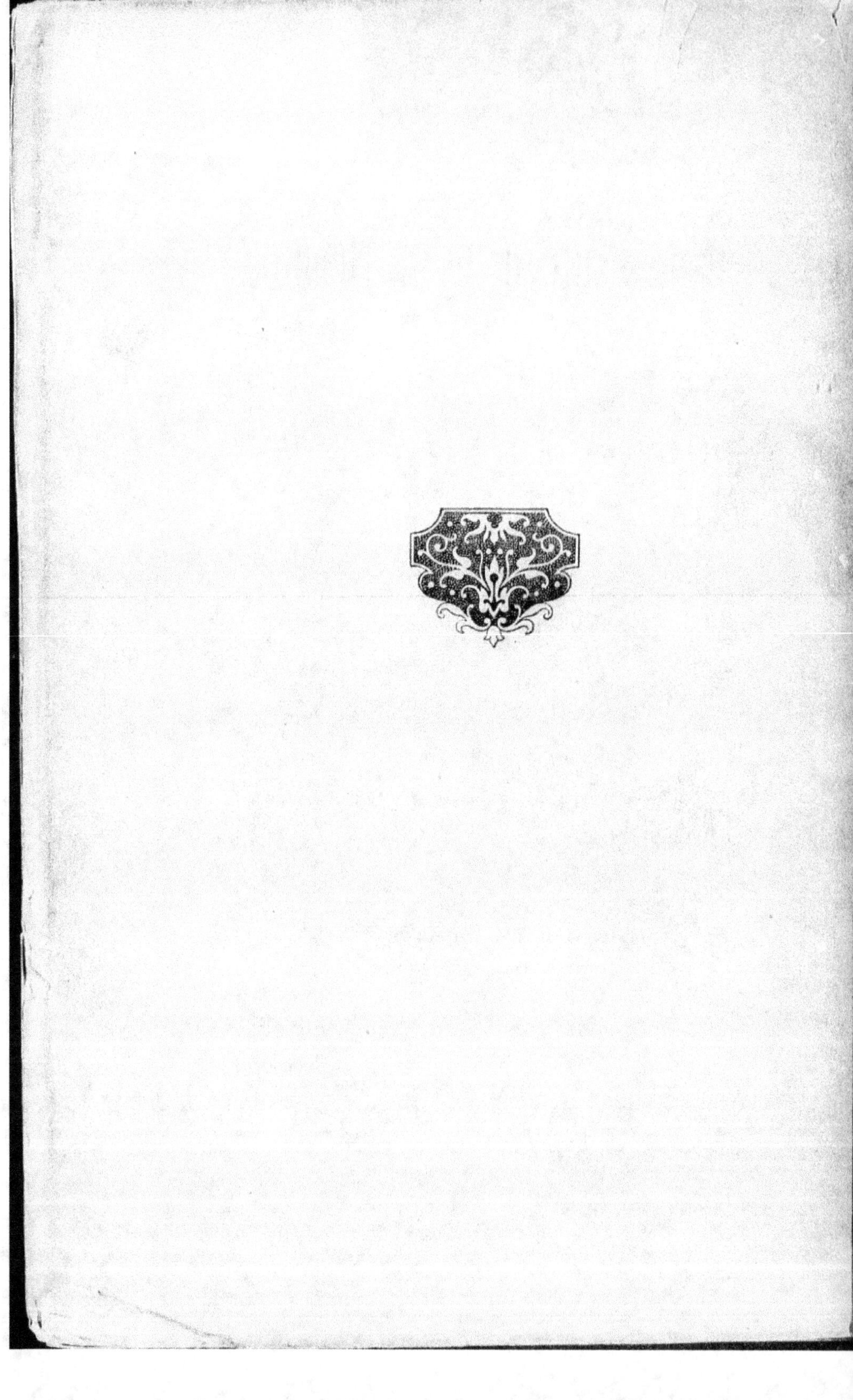

LE
DISPENSAIRE H. DE ROTHSCHILD

A Berck-sur-Mer (Pas-de-Calais)

ESSAI SUR L'ASSISTANCE

MÉDICALE et CHIRURGICALE GRATUITE

DANS LES PETITES VILLES ET DANS LES CAMPAGNES

LE

DISPENSAIRE H. DE ROTHSCHILD

A Berck-sur-Mer (Pas-de-Calais)

ESSAI SUR L'ASSISTANCE

MÉDICALE ET CHIRURGICALE GRATUITE

DANS LES PETITES VILLES ET DANS LES CAMPAGNES

PAR

M. LE Dr F. CALOT

Chirurgien en chef de l'Hôpital N. de Rothschild,
de l'Hôpital Cazin-Perrochaud et du Dispensaire H. de Rothschild.

ET

H. DE ROTHSCHILD

Externe des Hôpitaux,
Ancien moniteur de la Maternité de la Charité.

PARIS

G. MASSON, ÉDITEUR

LIBRAIRIE DE L'ACADÉMIE DE MÉDECINE

120, BOULEVARD SAINT-GERMAIN

1895

PRÉFACE

A cette époque où toutes les questions d'assistance médicale gratuite sont à l'ordre du jour, nous avons pensé faire œuvre utile en exposant dans ces quelques pages l'origine et l'évolution du Dispensaire Henri de Rothschild, à Berck-sur-mer.

Faire son histoire, c'est indiquer la manière qui nous a paru la meilleure de résoudre ce problème de l'assistance médicale dans les campagnes et les petites villes.

Philantropes et médecins seront certainement frappés de l'étendue des services que peut rendre un établissement d'une apparence aussi modeste et d'un fonctionnement aussi simple.

Nous serions trop heureux si cet opuscule pouvait suggérer aux âmes généreuses la pensée de créer sur d'autres points de la France des fondations analogues.

Dr F. CALOT.

H. DE ROTHSCHILD.

Paris, 1er mai 1895.

DÉDICACE

Nous dédions cette simple brochure à la mémoire du baron James de Rothschild, qui créa la première œuvre de bienfaisance à Berck, et dont nous avons suivi pieusement l'exemple.

Nous remercions M. le Dr Calot pour son précieux concours et pour le dévouement qu'il n'a cessé de témoigner aux malades du Dispensaire.

H. DE ROTHSCHILD.

LE DISPENSAIRE H. DE ROTHSCHILD

PREMIÈRE PARTIE

I

CONSIDÉRATIONS

SUR L'ASSISTANCE MÉDICALE GRATUITE

DANS LES PETITES VILLES ET DANS LES CAMPAGNES

L'assistance médicale gratuite est largement assurée aux pauvres de Paris, soit par les pouvoirs publics, soit par les associations privées. L'administration de l'Assistance publique ouvre aux malades nécessiteux ses hôpitaux et ses bureaux de bienfaisance.

Les hôpitaux comprennent deux services :

1° *Un service interne* pour les personnes dont l'état est assez grave pour nécessiter un séjour à l'hôpital. Les pauvres de Paris reçoivent là, de la part des plus grands maîtres, et d'un personnel spécial, des soins que les riches ne peuvent pas toujours se procurer à prix d'or.

2° *Un service externe ou de la consultation*, qui s'adresse aux malades qui viennent demander simplement un avis médical et à ceux qui ne peuvent trouver une place dans les salles, toujours trop petites, hélas ! des hôpitaux parisiens.

Mais, à ces malades pauvres qui ne reçoivent là qu'une consultation médicale gratuite, qui donc fournira la petite somme nécessaire à l'achat des médicaments prescrits ? Qui donc pourvoira à leur subsistance, pendant que la maladie les mettra hors d'état de travailler ? C'est pour combler cette lacune, et pour compléter l'œuvre des hôpitaux, que sont créés par la ville de Paris, d'une part les bureaux de bienfaisance, et d'autre part « les secours à domicile ».

Ainsi donc, tous les besoins ont été prévus, et toutes les infortunes seraient soulagées par les quarante-huit millions que la grande ville donne chaque année à ses pauvres..... si la misère, la maladie et la détresse ne montaient chaque jour plus haut, débordant encore et toujours ceux qui ont mission de les endiguer !

Fort heureusement, les âmes généreuses ne sont pas rares à Paris, et, à côté de l'assistance publique, veille et agit la charité privée, qui alimente des maisons de secours, des dispensaires, des crèches, des maternités, des orphelinats, des polycliniques et même de véritables hôpitaux.

Chaque nouvelle infortune suscite là une œuvre nouvelle : c'est l'œuvre de l'assistance par le travail, c'est l'hospitalité de nuit, l'œuvre des crèches, les œuvres de la société philanthropique, etc. Ne peut-on pas dire vraiment que, si le génie de la douleur a ici multiplié ses ravages, le génie de la charité l'a suivi pas à pas pour augmenter les secours...

Dans les campagnes, le spectacle est beaucoup moins réconfortant.

L'on a coutume de dire qu'en province, et dans les campagnes particulièrement, la misère est moindre. Si cette assertion est, jusqu'à un certain point, justifiée par l'aisance relative de nos populations agricoles, elle n'est plus vraie lorsqu'il s'agit des ouvriers mineurs, des ouvriers des manufactures ou des populations maritimes. Pour ceux-là qui vivent, pour ainsi dire, au jour le jour, la maladie c'est la détresse. Qui s'occupera d'eux à ce moment? qui s'occupera surtout des marins malades, car les mineurs et

les ouvriers des fabriques sont bien moins aban-
donnés qu'eux? Les ouvriers mineurs n'ont-ils
pas, en effet, leur médecin, payé par la compa-
gnie, et celle-ci n'a-t-elle pas le devoir de les
assister?

Les ouvriers des usines eux-mêmes ne sont-
ils pas généralement secourus par leur patron,
soit qu'ils aient été victimes d'un accident, soit
qu'ils aient été frappés par une affection médicale? et, à défaut du patron, une société de
secours mutuels ou une assurance ne leur a-t-
elle pas garanti l'assistance médicale gratuite et
une certaine indemnité pour compenser leur incapacité de travail?

Mais à personne n'incombe l'obligation
morale de venir en aide aux marins malades!
Lorsqu'il s'agit d'une grande ville, ils peuvent
parfois trouver un secours, soit à l'hôpital, soit
au bureau de bienfaisance; mais, dans les villes
de quatre, cinq, et six mille habitants, l'hôpital
n'existe pas et le bureau de bienfaisance, avec ses
infimes ressources et son organisation rudimentaire, ne peut pas soulager la vingtième partie
des infortunes existantes.

A Berck-sur-mer, la situation est particulièrement triste. La population indigène atteint le

chiffre de sept mille habitants, et l'on compte sur ce nombre près de moitié de marins. Les conditions de la vie sont devenues pour eux si difficiles, que, lorsque la maladie les empêche pendant plusieurs jours de « tenir la mer », pour nous servir de leur expression, ils se trouvent presque fatalement placés dans l'impossibilité d'assurer la vie de leur famille et la leur.

A vrai dire, dans cette ville de Berck, l'immense majorité des « terriens » — qui n'a pas plus de terres au soleil que de rentes sur le grand-livre — n'est guère plus favorisée par le sort. Nous n'étonnerons pas ceux qui connaissent le bilan de la situation, en disant qu'il n'existe certainement pas sur un autre point de la France une population de cette importance aussi dénuée de ressources et plus digne d'intérêt..... Si la détresse et le mal sont grands, le remède est bien minime.

Les hommes désignés par leurs fonctions pour veiller sur les personnes nécessiteuses de la commune ont témoigné, dans maintes circonstances, de la sollicitude qu'elles leur inspirent.

Mais que peuvent-ils pour remédier à des nécessités si grandes, avec l'infime budget dont ils disposent?

Trois à quatre mille francs suivant les années, telle est la part qui est faite aux pauvres dans les finances administratives. Cette somme représente les ressources du bureau de bienfaisance, les secours à domicile, les frais de médicaments, et les honoraires du médecin du bureau de bienfaisance.

D'hôpital, il n'y en a pas. Par une singulière ironie du sort, il existe à Berck six hôpitaux qui reçoivent près de deux mille malades. Et, parmi ces hôpitaux, il n'en est pas un seul qui veuille ouvrir ses portes aux personnes malades nécessiteuses de la contrée. Ils sont dans leur droit, dira-t-on, puisqu'ils sont fondés par d'autres budgets et, par conséquent, pour d'autres besoins que ceux du département du Pas-de-Calais et de la commune de Berck.

Car presque tous les autres pays ont le budget de leurs malades pauvres. A Berck, avons-nous dit, la somme qui leur est annuellement réservée est de trois à quatre mille francs pour une population de sept mille personnes, dont près de moitié, peut-être, aurait besoin d'assistance médicale à l'heure de la maladie.

Veut-on savoir ce que devrait être le chiffre de ce budget pour une population pareille, si la commune de Berck faisait pour ses malades nécessiteux ce que fait la ville de Paris pour les siens ? Cent quarante-cinq mille francs par an : quarante fois plus considérable qu'il n'est actuellement.

Et, cependant, la proportion des pauvres est bien aussi grande ici qu'à Paris et les besoins aussi étendus.

La charité privée n'est heureusement pas à Berck, comme dans la plupart des campagnes, un vain mot, et elle vient combler, dans une certaine mesure, la lacune immense laissée par l'assistance administrative. N'a-t-on pas dit que « la Providence semble avoir envoyé sur cette terre de douleur un mandataire attitré », dont l'action bienfaisante s'étend sur toutes les misères ? Mais c'est M. H. de Rothschild qui a eu, le premier, la généreuse pensée d'assurer l'assistance médicale gratuite aux malades peu aisés de Berck et des environs.

Depuis son enfance, M. Henri de Rothschild venait passer le temps de ses vacances à l'Hôpital que son père avait fondé sur cette plage pour les enfants de Paris.

C'est ainsi que son esprit se trouvait naturellement attiré depuis longtemps par ces questions d'assistance médicale; c'est même dans ce milieu, pouvons-nous dire, qu'il a puisé le goût des études médicales.

Actuellement, M. Henri de Rothschild est externe des Hôpitaux de Paris. Il a voulu que l'œuvre de sa famille fût absolument complète; il a senti en effet qu'il restait une lacune à combler dans cet établissement déjà vieux de vingt-cinq ans et dont les règlements étaient restés immuables par respect pour la mémoire de celui qui les avait faits.

La *consultation externe* n'existait pas à l'Hôpital Rothschild — cette consultation externe qui rend de si grands services, comme nous l'avons montré, dans les Hôpitaux de Paris. —

Ainsi l'Hôpital Rothschild ne recevant que les enfants envoyés de Paris restait fermé — comme les autres Hôpitaux de Berck, du reste — aux petits malades de la localité et des communes voisines.

C'est pour combler cette lacune, pour admettre les petits malades de la contrée au bénéfice de l'œuvre créée par sa famille, qu'il eut la pensée de créer une consultation externe gratuite, qui devait être le complément de l'Hôpital Rothschild.

Dans un local exigu, placé au centre de la localité, le médecin en chef de cet Hôpital, assisté d'une infirmière, viendrait donner deux à trois fois par semaine des consultations gratuites aux enfants de la région.

Telle fut l'idée première de la création du Dispensaire.

Le chemin du nouvel établissement fut bien vite connu et suivi.

L'on devine comment le Dispensaire ouvrit bientôt ses portes, non plus seulement pour les enfants, mais encore pour tous les malades, sans distinction d'âge ni de nationalité, qui se présentaient en foule.

De même son installation et son fonctionnement se sont transformés au fur et à mesure que surgissaient des indications et des nécessités nouvelles, si bien qu'à l'heure actuelle le Dispensaire Henri de Rothschild possède une organisation très spéciale, et, si nous osons le dire, très personnelle.

Dʳ F. CALOT.

II

LE DISPENSAIRE H. DE ROTHSCHILD

(A BERCK-SUR-MER)

———

CRÉATION, PERSONNEL, FONCTIONNEMENT ACTUEL.

On a, dans les quelques pages qui précèdent, posé la question de l'assistance médicale gratuite dans les petites villes et dans les campagnes.

La création par laquelle nous avons résolu le problème d'une manière vraiment pratique, s'appelle le Dispensaire.

L'impossibilité de trouver un mot plus populaire a fait adopter celui-là.

Mais l'on n'aurait qu'une idée bien incomplète de cette œuvre, si l'on pensait qu'elle ressemble en tous points aux dispensaires parisiens.

A Paris, le but de ces fondations, réservées généralement aux enfants malades, est de venir gratuitement en aide, par des consultations, des pansements et l'administration de médicaments, à ceux d'entre eux qui se transportent au local même du dispensaire.

Le dispensaire H. de Rothschild s'adresse, au contraire, à tous les malades sans distinction.

Il assure, dans un bâtiment spécial, à ceux que l'on peut y transporter, des consultations médicales et chirurgicales, des médicaments ou des pansements gratuits.

Il devait, en outre, dans notre pensée, assurer l'assistance médicale à domicile à ceux qui ne pouvaient se rendre au Dispensaire en raison d'une aggravation dans leur état ou d'une maladie les ayant immobilisés d'emblée dans leur habitation.

Grâce à ce double service, il n'était pas un malade pauvre de Berck qui pût échapper à l'action bienfaisante du *Dispensaire*.

Il n'existe nulle part ailleurs, à notre connaissance tout au moins, une œuvre qui poursuive un pareil objectif, et c'est la raison qui nous a poussés à faire connaître l'organisation du Dispensaire de Berck et les résultats qu'il a produits depuis le 6 juin 1892, jour de son inauguration, jusqu'au 1er janvier 1895.

Nous nous étions posé la question de l'assistance médicale dans les campagnes avant la

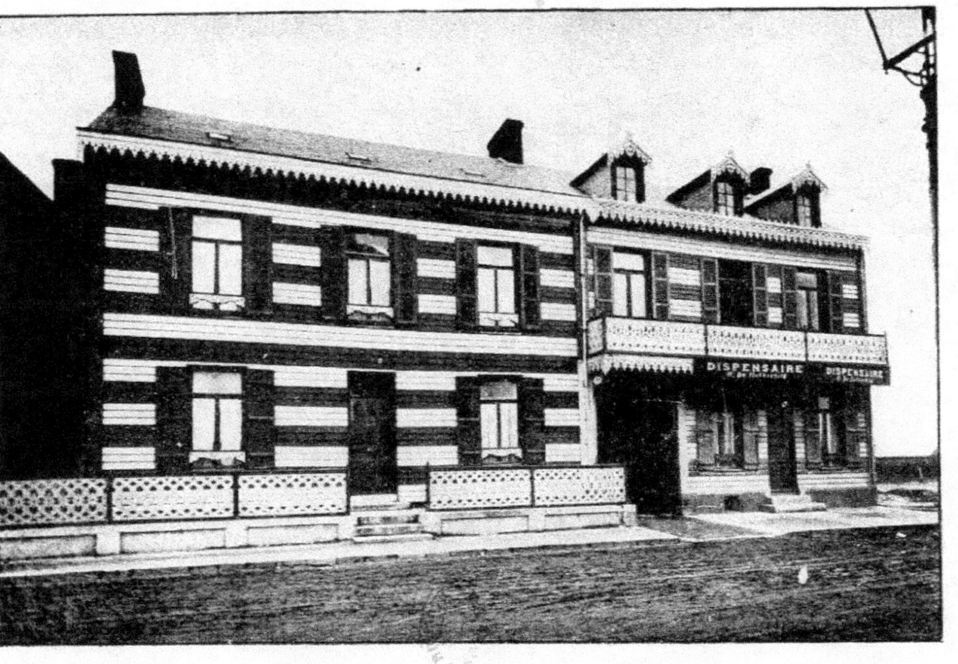

FAÇADE EXTÉRIEURE

promulgation de la loi récente. Nous l'avons résolue, on le verra, en nous plaçant à un point de vue un peu différent de celui de nos législateurs.

L'immense majorité des malades pouvant se déplacer, il a été créé, pour les recevoir et les visiter, un bâtiment spécial situé dans le quartier le plus fréquenté de la ville. Il se trouve, en effet, sur la place de l'Eglise et du marché, à trois ou quatre cents mètres de la gare et de la mer, sur la grande voie qui relie « la ville » et « la plage » de Berck.

Nous avons estimé qu'il n'était pas nécessaire, pour atteindre le but que nous nous étions proposé, d'élever à grands frais une construction babylonienne, comme on l'a trop souvent fait en matière d'assistance, gaspillant ainsi l'argent des pauvres.

Dans l'espèce, la chose importante n'est pas le local, mais le choix du personnel et le mode de fonctionnement du Dispensaire.

Les résultats que nous mentionnons plus loin témoignent des services qu'il a pu rendre avec son installation très simple.

Deux grandes pièces pour faire une salle d'attente et une salle de consultations ; une troisième pièce pour le logement de l'infirmière-directrice attachée à l'établissement. Il n'en faut pas davantage, à la rigueur, pour atteindre le but de tous les dispensaires.

Mais nous désirions qu'il fût possible d'y pratiquer les interventions chirurgicales courantes : il fallait donc y aménager, en outre, une petite salle d'opération, ce qui entraînait par suite l'installation d'une chambre de repos pour recevoir le malade jusqu'à ce qu'il pût être transporté sans danger à son domicile.

Le Dispensaire comprenait donc cinq pièces, au moment où il fut ouvert au public :

1° Quatre chambres réservées aux malades :

A. La salle d'attente ;
B. La salle de consultations et de pansements ;
C. La petite salle d'opérations ;
D. La chambre de repos ;

2° Une cinquième devant servir de logement à l'infirmière du Dispensaire.

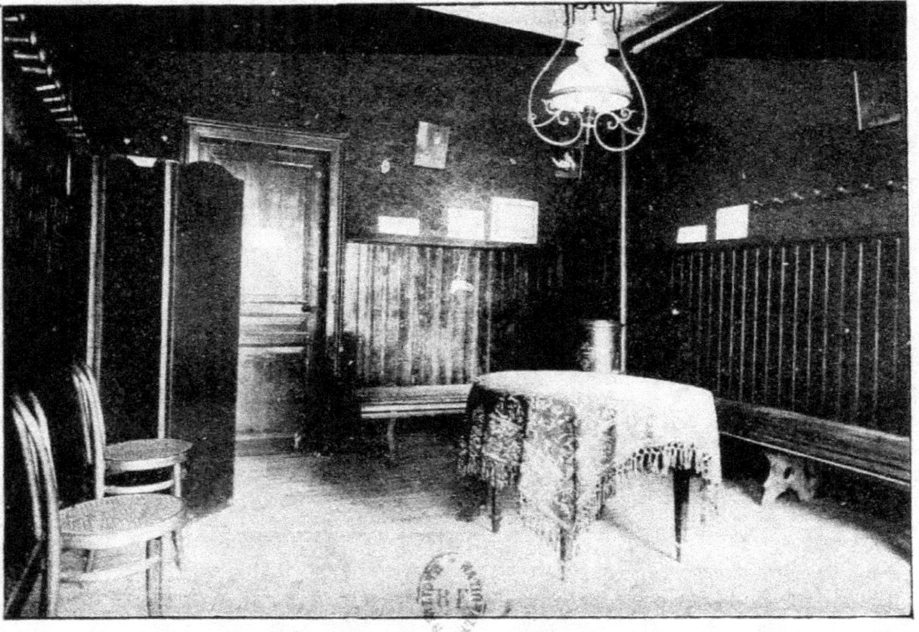

SALLE D'ATTENTE

PERSONNEL DU DISPENSAIRE.

Le personnel se composait exclusivement :

1° **D'un médecin**.

2° **D'une infirmière**.

Le médecin devait s'occuper de médecine et de chirurgie et des diverses spécialités.

Le nombre des malades pour qui le Dispensaire était créé, n'était pas, en effet, suffisant pour légitimer la présence de plusieurs médecins spécialistes.

Au reste, la présence d'un seul médecin n'est-elle pas un avantage à plusieurs points de vue?

Il arrivera bien rapidement à connaître presque tous les malades, il retiendra leur histoire, leurs antécédents héréditaires et personnels. Il est au courant de la situation et des besoins de la famille.

Les malades sont assurés de le retrouver dès qu'une modification, survenue dans leur état, les ramène au Dispensaire.

Le Dr Calot fut le médecin-chirurgien du Dispensaire dès la première heure.

L'infirmière était chargée, non seulement de l'administration intérieure de l'établissement et de la comptabilité — ayant une femme de service pour les gros ouvrages —, mais encore d'une deuxième fonction beaucoup plus délicate, celle d'assister le médecin dans ses petites opérations, de faire les pansements en son absence et de consigner sur un registre les observations faites à propos de chaque nouveau malade.

La personne sur qui s'arrêta notre choix, Mlle Hutter, était heureusement préparée à cette tâche difficile par un stage de trois années, fait, en qualité de *Femme de France*, dans le service de M. le docteur Périer, chirurgien de l'hôpital Lariboisière.

Médecin et infirmière avaient, en outre, un service extérieur fort important, qui était d'aller visiter les malades pauvres qui ne pouvaient se rendre au Dispensaire, non pas dans toute la région — ils n'auraient pas suffi à la tâche — mais dans les deux quartiers de la ville, c'est-à-dire dans un rayon de trois kilomètres, et de leur assurer, dans la mesure du possible, les soins et les secours nécessaires.

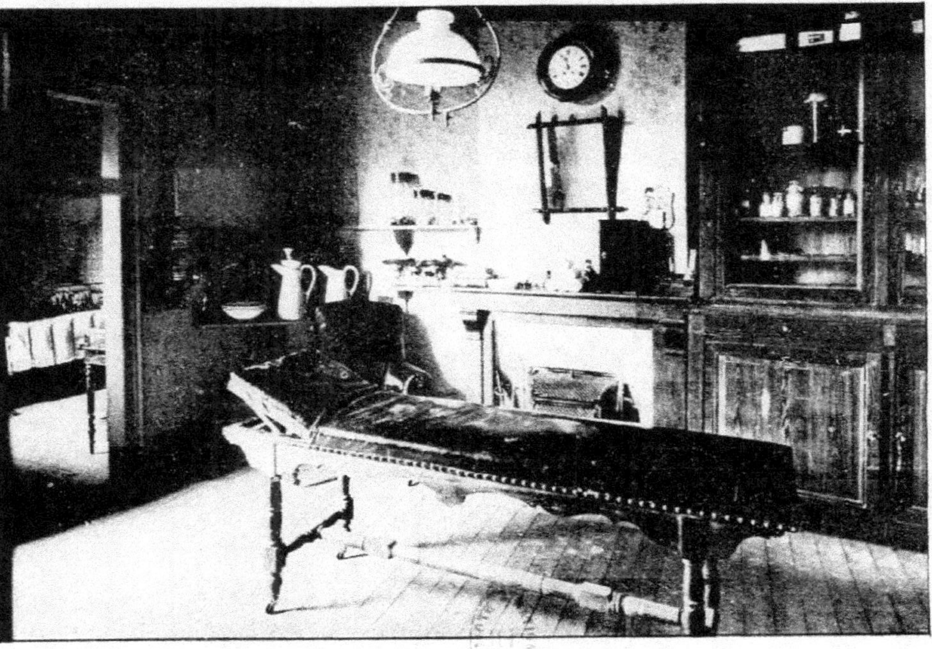

SALLE DE PANSEMENT

FONCTIONNEMENT ET RÈGLEMENT DU DISPENSAIRE.

Des affiches, placées dans les divers quartiers de la ville et dans les gares de Berck et de Verton, firent connaître au public l'existence et le mode de fonctionnement du Dispensaire qu'on venait de fonder. On y lisait :

« Le dispensaire est ouvert à tous les malades peu aisés, quels que soient leur pays d'origine, leur âge et leur maladie.

Ils y trouveront non seulement des consultations médicales et chirurgicales gratuites mais encore, gratuitement, les *objets de pansement* et les *appareils orthopédiques*.

Le dispensaire sera ouvert tous les jours :
1º De 1 heure à 4 heures pour les consultations.
2º De 9 heures à midi pour les pansements.

En cas d'accidents sérieux, les malades seront reçus au Dispensaire, même la nuit, et gardés dans l'établissement jusqu'à ce qu'ils puissent être transportés sans danger à leur domicile. Ils recevront à domicile les soins nécessaires jusqu'à leur guérison.

Les malades peu aisés qui seront dans l'impossibilité de se rendre au Dispensaire, seront visités et soignés à domicile par le personnel de la maison. »

Quant au mode de fonctionnement intérieur de l'établissement, voici les dispositions adoptées.

Chaque malade recevait à son arrivée dans la salle d'attente un numéro qui devait fixer l'ordre dans lequel il serait appelé.

Lorsqu'il arrive dans la salle de consultation, l'infirmière inscrit, sur une fiche spéciale, qui constituera le dossier du malade, son nom, son âge, sa profession, son adresse. Le médecin y ajoute, l'examen une fois terminé, le diagnostic de la maladie, les particularités cliniques et la nature du traitement institué.

Cette fiche, gardée au Dispensaire, est classée sous un numéro ; le numéro correspondant, gravé sur un petit jeton, est remis au malade.

Lorsque celui-ci revient, il présente son jeton, et rien n'est plus facile que de retrouver sa fiche, où l'on inscrit les modifications survenues dans l'état du malade depuis sa visite précédente, ou les modifications apportées au traitement institué primitivement.

Un peu plus tard, ce système devait être changé, et les fiches classées, non plus suivant l'ordre d'arrivée des malades, mais suivant l'ordre alphabétique de leurs noms.

Ces fiches, dont l'utilité pour le malade est incontestable, devaient nous permettre d'amasser des documents scientifiques précieux.

Tel était le Dispensaire, avec son local, son personnel, son règlement, lorsqu'il fut ouvert au public à la date du 6 juin 1892, en présence de M. le Maire de Berck.

Les malades se présentèrent en grand nombre dès les premiers jours.

L'après-midi leur était entièrement consacrée, la matinée était réservée pour faire les pansements ou pour les visites à domicile. De tous côtés, nous pouvons le dire, on accourait au Dispensaire et l'on réclamait notre assistance, si bien que la tâche devint bien vite trop lourde pour le médecin et pour l'infirmière ; le médecin avait d'autres obligations professionnelles qui l'appelaient souvent ailleurs, et l'infirmière ne pouvait, de son côté, malgré tout son zèle, trouver le temps nécessaire pour veiller aux soins des malades du dedans et du dehors et s'occuper des mille détails de l'entretien et de l'administration de l'établissement.

L'augmentation du personnel fut dès lors

décidée et, peu de temps après, Mlle Hutter recevait le titre de directrice et se voyait adjoindre une infirmière et une femme de service. A peu près en même temps, le Dr Baillet était attaché à l'établissement en qualité de médecin-adjoint et plus spécialement chargé du service médical, le service chirurgical étant réservé au Dr Calot.

Le service chirurgical avait pris, en effet, peu à peu une grande importance. Plusieurs interventions délicates furent pratiquées, dès le début, dans la petite salle d'opérations du Dispensaire. Les malades, après un repos de quelques heures, étaient transportés à leur domicile. Mais l'impossibilité de garder les opérés près de nous nous interdisait de faire les très grosses interventions.

Ayant vu la lacune, nous nous sommes décidés à la combler le plus tôt possible, et, quelques mois plus tard, on annexait à la salle d'opération deux petits dortoirs. Celui des hommes comprenait 2 lits; celui des femmes 4 lits.

Ces agrandissements purent être réalisés grâce à la prise de possession du chalet Perrochaud tout entier. L'aménagement des diverses pièces annexées était terminé six mois après l'ouverture du Dispensaire, au mois de décembre 1892.

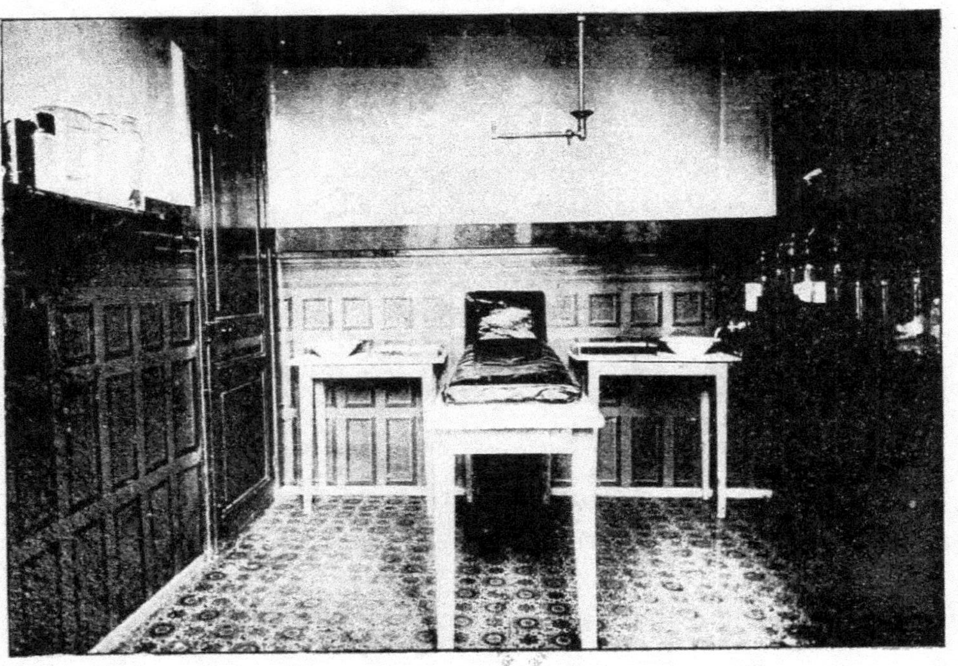

SALLE D'OPÉRATION

Dès lors, le mouvement chirurgical du Dispensaire devient très considérable : ce qui le prouve, c'est le nombre des interventions que l'on a pu y pratiquer, dans l'espace de dix-huit mois ; plus de 200 opérations, petites ou grandes, parmi lesquelles un certain nombre de *laparatomies*.

Le nombre des consultations médicales atteignit également un chiffre très important [1].

L'on venait, non seulement des environs de Berck, mais de tous les départements voisins frapper à la porte de cette maison si hospitalière, où l'on donnait, sans enquête préalable, à quiconque se présentait, la consultation médicale demandée, les médicaments et les objets de pansement, bien plus, où l'on opérait à titre gracieux et où l'on hébergeait les opérés jusqu'à ce que la guérison complète fût acquise.

Il devait se produire, comme il advient toujours, des abus, et cette œuvre, faite pour les pauvres et les nécessiteux, fut exploitée par de vrais riches.

Des modifications dans le règlement s'impo-

---

1. Dans le cours de la dernière année, on a créé à côté des consultations de chirurgie et de médecine, une consultation spéciale pour les maladies des yeux, du larynx, des oreilles et du nez, qui vient d'être confiée à M. le Dr Pierre.

saient ; elles ont été établies dix-huit mois après l'ouverture du Dispensaire.

Tandis que jusqu'alors le Dispensaire s'adressait aux malheureux de tous les pays sans distinction, donnait à tous la gratuité des médicaments et des opérations chirurgicales, il réserve actuellement cette gratuité pour les malades nécessiteux de Berck et des environs, ne donnant plus aux autres que la gratuité de la consultation médicale ou chirurgicale.

Ce n'est que justice, d'autant plus que cette justice est tempérée parfois et nous accordons, à titre exceptionnel, la gratuité des médicaments ou même l'admission au Dispensaire aux personnes étrangères que recommande particulièrement leur extrême détresse.

C'est de même à la suite de nombreux abus, qu'on s'est vu obligé de réglementer, et les distributions de secours en nature, et les visites à domicile. Actuellement, ce n'est qu'après nous être enquis préalablement des ressources des malades, ce qui est d'ailleurs facile pour la localité, et nous être assurés qu'ils n'ont pas droit aux visites du médecin du bureau de bienfaisance, que le personnel du Dispensaire les visite et les assiste.

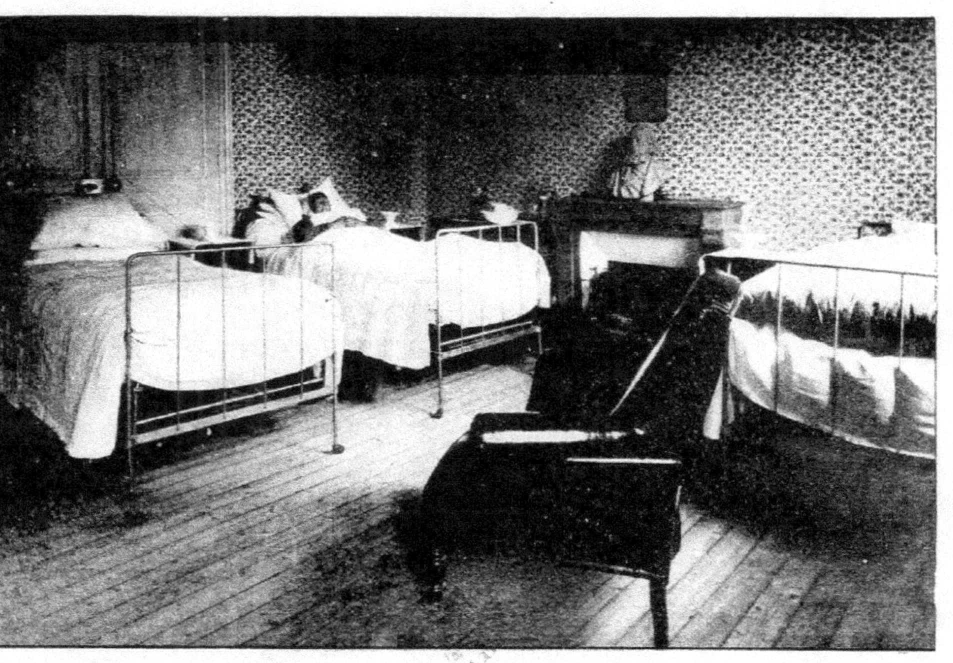

SALLE DES FEMMES

Nous avons essayé de montrer, dans les pages qui précédent, les diverses phases que le Dispensaire H. de Rothschild a traversées avant de revêtir sa forme actuelle, définitive croyons-nous.

Il nous reste à faire connaître son installation et son mode de fonctionnement à l'heure où sont écrites ces lignes, 1er mai 1895.

DESCRIPTION DU DISPENSAIRE AU 1er JANVIER 1895.

Nous avons indiqué sa situation topographique et montré les grandes facilités d'accès qu'il offre par cette situation aux malades de Berck et des environs. Nous n'y reviendrons pas.

On peut se faire une bonne idée de son aspect extérieur et de sa disposition intérieure en jetant les yeux sur nos photographies.

Le Dispensaire comprend un rez-de-chaussée et un étage, au-dessus duquel sont encore quelques pièces mansardées. Le laboratoire est installé depuis deux mois dans le chalet voisin.

L'entrée principale du Dispensaire se trouve sur la rue de l'Impératrice et donne accès sur la salle d'attente.

Le rez-de-chaussée comprend 6 pièces qui sont :

1º La salle d'attente;

2º La salle de consultations et de pansements;

3º Une pièce qui sert pour les consultations d'obstétrique et de gynécologie *le mardi* et qui est transformée en chambre obscure les autres jours pour l'examen des maladies des yeux, des oreilles, du nez, du larynx;

4º La salle d'opérations;

5º La salle des opérés (hommes);

6º Une pièce servant de buanderie et de salle de bains.

La première et la troisième pièces donnent sur la rue. Toutes les autres donnent sur une cour et un petit jardin qui font partie des dépendances du Dispensaire.

Le mobilier de ces diverses pièces est des plus simples et se devine aisément.

La salle de consultations a quatre portes, qui s'ouvrent sur la salle d'attente, la salle d'opérations, le dortoir des hommes et la cour du Dispensaire.

C'est dans cette salle que les malades sont examinés et pansés. Près de la grande table qui occupe le milieu de la pièce, se trouve un lit

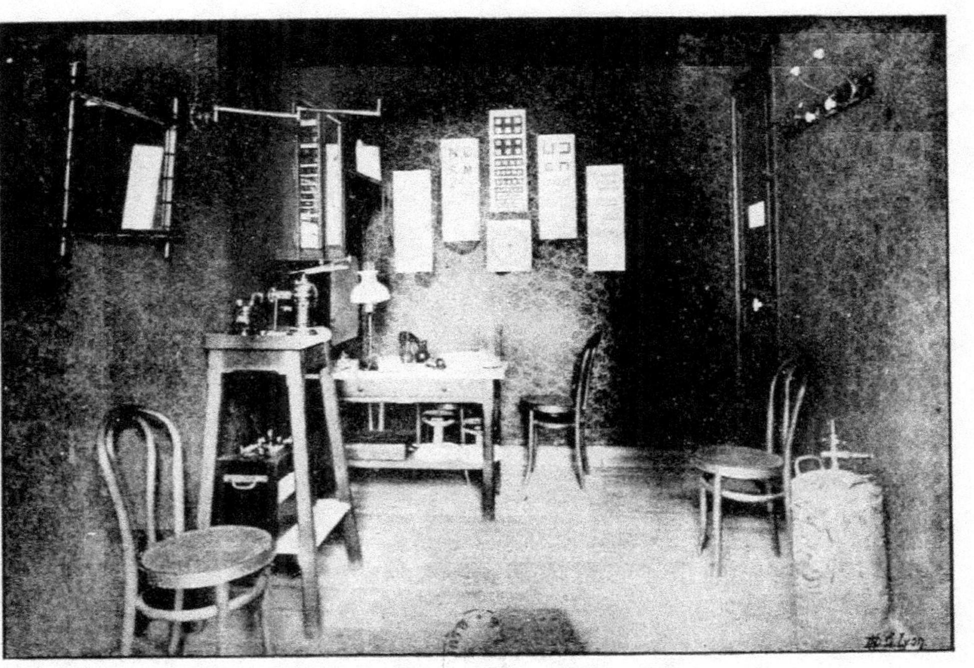

SALLE DES CONSULTATIONS SPÉCIALES (ORGANES DES SENS)

d'examen, où se font aussi les petites opérations courantes.

C'est là également que se préparent les instruments et les objets de pansement qui doivent servir aux grandes opérations. Dans l'un des coins, se trouvent les réchauds et les poissonnières qui permettent la stérilisation de ces objets à la chaleur humide; dans un autre coin, l'armoire-vitrine renfermant les instruments de chirurgie.

La salle d'opération est presque nue : elle renferme, en plus d'une table en bois qui sert de lit, des tablettes le long du mur, portant les bocaux qui renferment les substances antiseptiques.

On y transporte sur des tablettes mobiles, au moment même de l'opération, les objets nécessaires, qui sont enlevés immédiatement après.

La salle est chauffée et éclairée par un bec de gaz à coulisses.

Cette installation, très sommaire, a suffi cependant pour pratiquer toutes les opérations chirurgicales, dont on trouvera plus loin le détail.

Si l'on continue à stériliser les instruments

par l'ébullition prolongée dans une solution très concentrée de carbonate de potasse, on se sert, depuis un an, de l'autoclave placé dans le laboratoire pour la préparation des compresses, des tampons, des crins, des soies et des drains.

La stérilisation de la gaze et des ouates se fait, pour les grandes opérations, dans le stérilisateur universel à chaleur sèche que tient à notre disposition l'hôpital N. de Rothschild.

Le *premier étage* comprend : le dortoir des opérées (femmes) ainsi que les chambres réservées au logement de la directrice et à la cuisine.

Le dortoir des femmes s'ouvre par deux larges portes sur un balcon qui donne sur la rue de l'Impératrice.

Au *second étage* logent les infirmières. Dans l'une de ces pièces se trouvait, il y a deux mois encore, le laboratoire.

La distribution d'eau nécessaire aux différents services est assurée par deux réservoirs d'une contenance totale de 650 litres.

Un filtre Chamberland purifie l'eau qui doit servir aux besoins de l'alimentation et du service chirurgical.

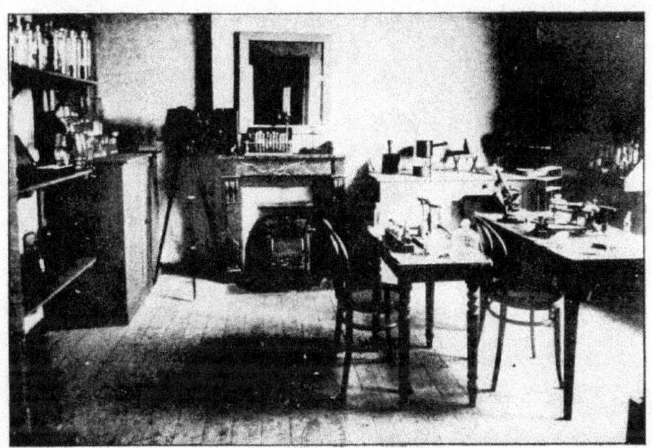

LABORATOIRE (VUE 1)

Le *laboratoire* vient d'être transféré dans une grande pièce du chalet voisin très bien éclairée à laquelle on arrive par une entrée particulière.

Il possède :

1° Pour les coupes anatomo-pathologiques, le microtome Ranvier et un microtome mécanique modèle Cambridge ;

2° Pour la bactériologie, un autoclave Chamberland et l'étuve de Babès ; et tous les accessoires nécessaires pour préparer les milieux de culture, pour inclure les pièces anatomo-pathologiques etc. ;

3° Pour l'examen miscroscopique, un excellent microscope de Zeiss, avec 3 oculaires, 3 objectifs, un objectif à immersion, un condensateur Abbe.

Le laboratoire peut aussi être transformé en chambre obscure pour les besoins de la photographie.

Le service est fait par un garçon de laboratoire.

Enfin, pour faciliter les recherches scientifiques et permettre les inoculations expérimentales des produits pathologiques recueillis chez nos malades, on a fait construire récemment une annexe de 14 cages, où sont entretenus autant d'animaux divers : lapins, cobayes, etc.

Comme on le voit, malgré ses dimensions restreintes, le Dispensaire offre aux malades toutes les ressources d'un hôpital et au médecin un vaste champ d'observation.

Toute affection peut y être diagnostiquée et traitée.

Le laboratoire lève les doutes du clinicien; les examens de membranes diphtéritiques, des produits tuberculeux, des divers liquides et pièces pathologiques, s'y font couramment. Le laboratoire permet en outre au chirurgien de contrôler la rigoureuse asepsie de ses instruments et des objets qui servent aux pansements.

La photographie et le moulage des pièces conservent le souvenir des cas particulièrement intéressants.

RÈGLEMENT ET MODE DE FONCTIONNEMENT ACTUELS

DU DISPENSAIRE.

1° Le Dispensaire est ouvert toute l'année aux indigents de Berck et des environs.

2° Les consultations y sont données tous les jours, les jeudis et dimanches exceptés, de 3 à 5 heures, pendant la saison d'été; les lundis,

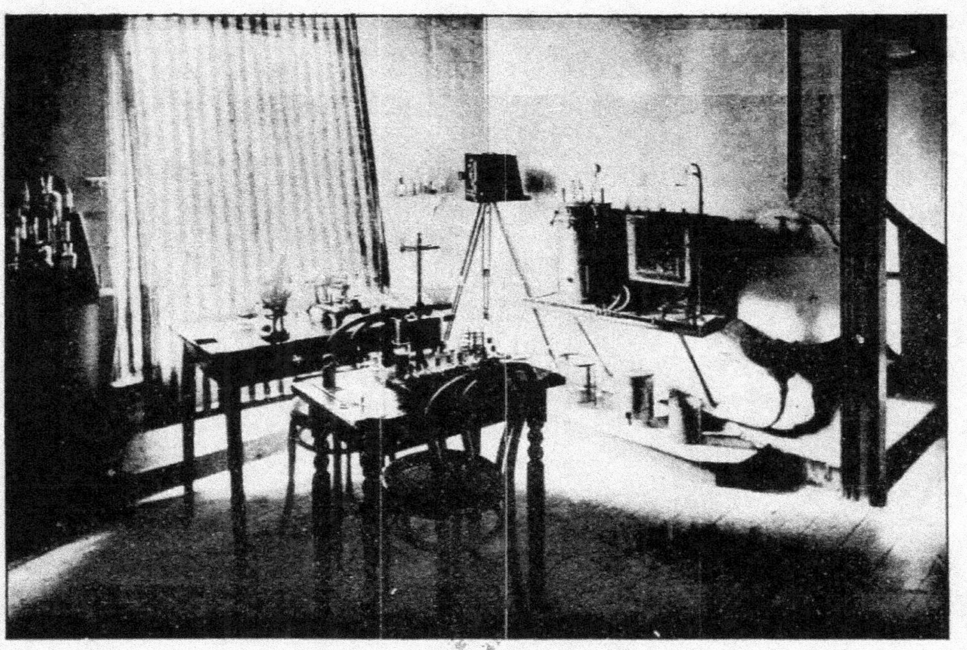

LABORATOIRE (VUE 2)

mercredis et vendredis, de 2 à 4 heures, pendant la saison d'hiver.

Le jeudi est réservé pour les opérations prévues ; mais les opérations d'urgence y sont faites tous les jours et à toute heure du jour ou de la nuit.

3° Les consultations sont gratuites pour tous les malades indistinctement.

4° Les médicaments et les objets de pansements sont délivrés gratuitement aux indigents de Berck et des environs et parfois, à titre exceptionnel, aux indigents étrangers.

5° On y opère gratuitement les malades de Berck et des environs, et les opérés sont gardés dans l'établissement jusqu'à ce qu'ils puissent être transportés sans danger à leur domicile.

A la suite des opérations graves exigeant une surveillance continue, les malades sont gardés jusqu'à leur complète guérison.

Ceux dont l'état nécessite encore des soins après leur sortie de l'établissement continuent à être pansés, soit au Dispensaire, soit chez eux.

Le fondateur admet au Dispensaire, pour y être opérés, les malades étrangers, dans certains cas exceptionnels qu'il se réserve d'apprécier.

6° Les admissions pour affections médicales

ne sont faites au Dispensaire qu'à titre d'exception, dans des cas également déterminés par le fondateur.

7° Aucun malade atteint d'affection contagieuse ne peut être reçu au Dispensaire.

8° Dans le cas d'accident grave, tous les malades, sans distinction, sont reçus d'urgence au Dispensaire.

9° En cas de besoin urgent et de déplacement impossible, les malades sont visités à leur domicile même, par le médecin et la directrice du Dispensaire.

PERSONNEL DU DISPENSAIRE.

Le personnel se compose de :

1° *Pour la partie médicale :*

Un chirurgien en chef (le Dr Calot);

Un médecin-adjoint (le Dr Baillet);

Un interne;

Un chef de laboratoire (Le Dr J. Pierre);

Un garçon de laboratoire.

2° *Pour la partie administrative :*

Une directrice (Mlle C. Hutter);

Deux infirmières.

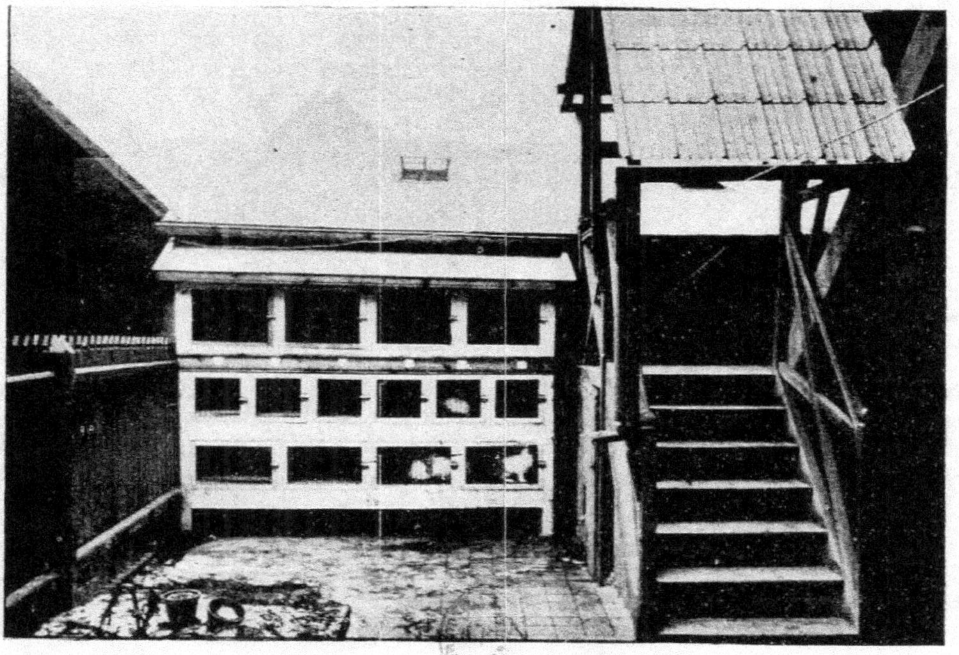

CAGES DES ANIMAUX EN EXPÉRIENCE

Nous avons dit que l'observation de tous les malades qui se sont présentés au Dispensaire avait été consignée sur des cartons mobiles classés et gardés soigneusement.

Si le cas le comporte, l'observation est prise avec de plus longs détails et conservée dans un cahier spécial.

C'est un résumé des notes ainsi recueillies jour par jour que nous livrons dans les pages qui suivent.

Mais une partie de ces documents a déjà fourni les matériaux de plusieurs thèses et mémoires dont voici l'indication.

1° DOCTEUR CALOT. *Influence du traitement marin contre la tuberculose* (Mémoire lu au congrès de Boulogne, 27 juillet 1894, et publié dans les comptes rendus du congrès).

2° DOCTEUR QUETTIER. *De la thérapeutique du raccourcissement dans les coxalgies guéries.* (*Thèse de Lille*, 30 janvier 1895).

3° DOCTEUR PIERRE. *De la nature des maladies dites scrofuleuses des yeux, des oreilles, du nez, du pharynx et de leur traitement au bord de la mer* [Berck]. (*Thèse de Paris*, 31 janvier 1895).

4° Docteur Calot. *Sur la correction des grands raccourcissements consécutifs à la coxalgie* (Mémoire publié dans la revue d'orthopédie, n^os de mars et de mai 1895).

5° Docteur Calot et Docteur Pierre. *Recueil d'expérimentations instituées au dispensaire H. de Rothschild pour établir la relation des végétations adénoïdes et des hypertrophies amygdaliennes avec les adénités cervicales* (Mémoire remis au professeur Dieulafoy, qui avait inspiré ces recherches).

6° Docteur Calot. *Sur les indications et les contre-indications du traitement marin* (Mémoire lu au congrès international de Boulogne, 1894, et publié dans les comptes rendus de ce congrès).

APERÇU

DU MOUVEMENT DU DISPENSAIRE

DEPUIS SA CRÉATION JUSQU'AU 1ᵉʳ JANVIER 1895.

DISTRIBUTION GÉOGRAPHIQUE ET NOMBRE DES MALADES VENUS AU DISPENSAIRE

Du 6 juin 1892, date d'ouverture du Dispensaire, jusqu'au 15 décembre 1894, le nombre des malades s'est élevé à 2.437, savoir :

A. 922 hommes,

B. 844 femmes,

C. 671 enfants.

Il leur a été donné 5.347 consultations, sans parler des visites à domicile et des pansements.

La durée totale des séjours au Dispensaire atteint 1.732 jours.

Au point de vue des résultats, les guérisons confirmées sont au nombre de 878. Si on y ajoute 329 améliorations notables, on arrive à un total de 1.107 cas qui ont bénéficié, sans conteste, de la consultation.

Quant aux autres malades, si quelques-uns n'ont guère éprouvé de changement dans leur état, malgré un traitement régulier, il faut dire que la plupart ne sont pas revenus au Dispensaire, en raison, soit de leur éloignement, soit de l'impossibilité où ils étaient de s'accommoder aux heures de consultation, soit encore d'une guérison que la statistique ne peut toutefois ranger à son actif.

Le recensement des malades, pratiqué au point de vue géographique, donne un total de 111 communes, non comprises les deux sections de Berck. Il faut remarquer qu'il ne s'agit, dans l'espèce, que de personnes venues directement de leur lieu de résidence dans le but exprès de prendre une consultation au Dispensaire. Pour celles qui ont habité momentanément la plage, elles ont été rangées parmi les habitants de Berck sans que l'on se soit occupé de leur lieu d'origine.

Le détail de ces 111 communes les répartit comme l'indique le tableau suivant :

SEINE-INFÉRIEURE.

2 communes.

Dieppe et Rouen.

NORD.

5 communes.

Dunkerque, Hazebrouck, Saint-Jans-Capel, Lille et Roubaix.

SOMME.

23 communes.

Péronne, Albert, Amiens, Saint-Valery-sur-Somme, Abbeville (10), Arry, Machy, Machiel, Quend (12), Monchaux-lez-Quend, Le Crotoy (21), Saint-Firmin le Crotoy (10), Bolérin, Regnière-Ecluse, Petit-Lairec, Nempont Saint-Martin, Favières, Noyelles, Fouquières, Villers-sur-Authie, Saint-Quentin, Pont-Rémy, Rue (10).

Nota. — Les chiffres inscrits à côté du nom de certaines communes représentent le nombre des personnes venues au Dispensaire ; pour les autres, le nombre était inférieur à 55.

PAS-DE-CALAIS.

81 communes.

7 de l'arrondissement de Boulogne : Desvres, Courset, Verlincthum, Calais, Boulogne (13), Le Portel, Outreau.

4 de l'arrondissement de Saint-Pol : Recques, Saint-Pol, le Parcq, Humières.

4 de l'arrondissement de Saint-Omer : Delette, Kimeux-Gournay, Saint-Omer et Fauquembergue.

66 de l'arrondissement de Montreuil-sur-Mer : Fruges, Hesdin, Campagne-lez-Hesdin, Raye, Marconne, Brévilliers, Rachinette, Hucqueliers, Verchocq, Nempont-Saint-Firmin, Buire-le-Sec (12), Montreuil-sur-Mer (75), Saint-Justin-Montreuil, Neuville-sous-Montreuil (19), La Madeleine, La Calotterie, Beutin, Beaurainville, Brimeux, Saulchoy, Brexent, Marenla, Campigneulles-les-Grandes (10), Campigneulles-les-Petites, Preuces, Capelle, Tubersent, Frencq, Lépine, Lépinoy, Cucq, Marles, Conchil-le-Temple (18), Saint-Aubin, Montcavrel, Les Loges, Saint-Remy-aux-Bois, Sorrus, Trépied, Attin (13), Alette, Longvilliers, Colline-Beaumont, le Puits-Bérault (10), Wailly (20), Beus-

sent, Tigny-Noyelles (10), Waben (12), Verton (41), Rang-du-Fliers (67), Beaumerie, Inxent, Maintenay, Saint-Josse (12), Etaples (19), Camiers, Paris-Plage, Avion Saint-Vaast (10), Avion Notre-Dame (10), Groffliers (27), Estrées, Boisjean (10), Bernieulles, Ebruyères-les-Epines, Ecuires (20).

A cette longue liste, il reste à ajouter la commune de *Berck*, qui donne, à elle seule, une somme de 1.576 malades répartis en deux groupes : 755 pour la section Ville et 821 pour la section Plage.

Il est remarquable que les 2 arrondissements du Pas-de-Calais (Béthune et Arras) n'ont fourni absolument aucun malade

H. DE ROTHSCHILD.

STATISTIQUE GÉNÉRALE DES OPÉRATIONS

FAITES AU DISPENSAIRE
du 6 Juin 1892 au 1er Janvier 1895

NATURE DES OPÉRATIONS	AVEC ANESTHÉSIE	SANS ANESTHÉSIE	TOTAL DES OPÉRATIONS	NOMBRE DE MALADES OPÉRÉS	RÉSULTATS			
					GUÉRIS	AMÉLIORÉS	STATIONNAIRES	DÉCÈS
Ablations de tumeurs malignes de la peau.	3		3	3	3			
Kystes sébacés.	3		3	3	3			
Ablations de verrues.	1		1	1	1			
Extirpations d'angiomes	3		3	3	3			
Ablation de kyste simple.	1		1	1	1			
Ablations de cicatrices vicieuses.	3		3	3	2	1		
Extractions de corps étrangers de la peau.	5		5	5	5			
Sutures de plaies	22	15	37	37	37			
Abcès et panaris.	66	15	81	81	81			
Ablations d'adénites tuberculeuses.	7		7	7	6	1		
Extirpations de gaînes synoviales	1		1	1	1			
Ablations de kystes synoviaux		3	3	3	3			
Trépanation du crâne	1		1	1	1			
Enucléations de l'œil	3		3	3	3			
Cataractes	9		9	9	9			
Extractions de corps étrangers de l'œil	4		4	4	4			
Extirpation de chalazion	1		2	1	1			
Eversion des paupières	1		4	1	1			
Polypes du nez et des oreilles.	4		5	4	4			
Corps étrangers du nez et des oreilles.	1	3	4	4	4			
Abcès de l'oreille externe	1		1	1	1			
Becs de lièvre	2		2	2	2			
Ablation de tumeur maligne de la langue	1		1	1	1			
Excision d'ulcération simple de la bouche	1		1	1	1			
Fistule dentaires	2		2	2	2			
A reporter	146	36	189	18 2	180	2		

STATISTIQUE GÉNÉRALE DES OPÉRATIONS

FAITES AU DISPENSAIRE

du 6 Juin 1892 au 1er Janvier 1895 (Suite)

NATURE DES OPÉRATIONS	AVEC ANESTHÉSIE	SANS ANESTHÉSIE	TOTAL DES OPÉRATIONS	NOMBRE DE MALADES OPÉRÉS	GUÉRIS	AMÉLIORÉS	STATIONNAIRES	DÉCÈS
Report.	146	36	189	182	180	2		
Curettages de végètat-adénoïdes. .		7	7	7	1			
Extractions de calculs salivaires. .		1	1	1	1			
Extirpations de kystes salivaires. .	1		1	1	7			
Incisions d'abcès dentaires et curettage.	2	22	24	24	24			
Résections du maxillaire inférieur. .	3		3	2	1	1		
Sections du trijemeau. . . .	3		3	1	1			
Cautérisations de lupus de la face .	6		6	2				
Ablation d'un épithélioma du sein .	1		1	1	1	2		
Ponctions de pleurésie.		5	5	1	1			
Empyème avec résection costale. .	1		1	1	1			
Cures radicales de hernies . . .	9		10	9	9			
Hernies étranglées. . . , . .	2		2	2	2			
Excision de condylomes de l'anus .	1		1	1	1			
Excision d'ulcération tuberculeuse de l'anus	1		1	1	1			
Cautérisations d'ulcérations tuberculeuses de l'anus		1	1	1		1		
Excisions d'hémorrhoïdes. . . .	2		2	2	2			
Néphrorraphies.	2		2	1	1			1
Taille hypogastrique	1		1	1				
Ablation d'un polype de l'urèthre .	1		1	1	1			
Débridements de paraphimosis . .	2		2	2	2			
Circoncisions.	2		2	2	2			
Grattage de chancre phagédénique du gland	1		1	1	1			
Castration	1		1	1	1			
Périnéorraphies	2		2	2	2			
A reporter	190	52	270	250	243	6		1

STATISTIQUE GÉNÉRALE DES OPÉRATIONS

FAITES AU DISPENSAIRE

du 6 Juin 1892 au 1er Janvier 1895 (Suite)

NATURE DES OPÉRATIONS	AVEC Anesthésie	SANS Anesthésie	TOTAL DES OPÉRATIONS	NOMBRE DE MALADES OPÉRÉS	RÉSULTATS			
					GUÉRIS	STATION-NAIRES	AMÉLIORÉS	DÉCÈS
Report	190	52	270	250	243	6		1
Cloisonnements.	2		2	2	2			
Elytrorraphie antérieure	1		1	1	1			
Curettages utérins	17		17	17	17	1		
Opérations d'Alexander	4		4	4	3			
Hystérectomies.	2		1	2	2			
Ovariotomies	2		2	2	2			
Accouchement au forceps. . . .	1		1	1	1			
Suture du nerf médian.	1		1	1	1			
Résection du cubitus pour ancienne fracture.	1		1	1			1	
Résection du pouce pour luxation irréductible.	1		1	1	1		1	
Résections du coude (tuberculose) .	2		2	2	1			
Amputations de doigt.	3		3	3	3			
Redressements d'anciennes ankyloses vicieuses de la hanche	4		4	4	2	2		
Grattages d'abcès coxalgiques . .	2		2	1		1		
Amputation de cuisse.	1		1	1	1			
Résection du genou.	2		2	2	2			
Trépanations pour ostéomyélite . .	5		5	3	3			
Réductions de fractures et luxations	7	2	9	9	9			
Résection du cou de pied . . .	1		1	1	1			
Athrodèses pour pieds bots. . .	4		4	5	4			
Résection pour orteil en marteau .	1		1	1	1			
TOTAUX.	254	74	334	313	300	10	2	1

DEUXIÈME PARTIE

APERÇU GÉNÉRAL
DES AFFECTIONS TRAITÉES AU DISPENSAIRE

I

AFFECTIONS CHIRURGICALES
DES DIVERS SYSTÈMES
(MOINS LES ORGANES DES SENS)

I. PEAU ET TISSU CELLULAIRE SOUS-CUTANÉ.

A. TRAUMATISMES. — Ils sont assez fréquents chez une population maritime et ouvrière, dans une ville qui prend sans cesse de l'extension et où s'élèvent chaque jour un grand nombre de constructions nouvelles.

Sur 155 plaies :

a) 37 ont été immédiatement suturées, avec

NOTA. — *Les observations que nous publions ont été rédigées par M. H. de Rotschild d'après les notes recueillies et conservées au Dispensaire. — Les opérations ont été faites par le Dr Calot, qui a ajouté aux observations son appréciation sur le manuel opératoire et sur le résultat de chacune de ses interventions.*

ou sans anesthésie, et ont guéri par première intention.

b) 118 ont guéri secondairement.

La suture et le pansement sont assurés aux malades à toute heure du jour et de la nuit.

Aussitôt le blessé amené, la plaie est nettoyée enveloppée de compresses antiseptiques en attendant l'arrivée du médecin. La stérilisation préalable des crins et des objets de pansements permet à ce dernier de la traiter par *la suture* ou *antisepsie*, selon qu'elle est ou non infectée, et de prévenir ainsi toute complication (hémorrhagie, érysipèle, infection purulente, etc).

B. ABCÈS CHAUDS, PANARIS, FURONCLES, etc. — Sur 87 cas, 79 ont été incisés et traités antiseptiquement (sublimé, iodoforme, salol) et ont guéri. Comme complication, nous n'avons à relever que la perte de 2 phalanges. Mais il faut dire que le premier de ces malades était venu avec la gaine dijitale déjà intéressée. L'autre distançait trop ses pansements.

C. CORPS. ÉTRANGERS. — 5 cas. — Avec extraction après incision de la peau. Anesthésie : la cocaïne chez l'adulte, le chloroforme chez les enfants.

Dans un cas, il s'agissait d'une aiguille qui

s'était enfoncée au niveau de l'angle supérieur de l'omoplate chez un enfant sans que la mère s'en fût aperçue. Elle fut retrouvée à la hauteur du thorax, où elle se présentait sous l'aspect d'une petite tumeur dont le diagnostic avait été impossible à établir en l'absence de commémoratifs.

D. Plaies tuberculeuses et adénites suppurées. — 25 cas dont : *a*) 7 ont pu être suivis jusqu'à la guérison complète, *b*) 6 ont bénéficié d'une amélioration notable.

7 ont été traités par l'extirpation radicale au bistouri; 1 par la cautérisation ignée, les autres par les moyens antiseptiques habituels.

E. Tumeurs. — 1° Tumeurs bénignes. — *a*) 2 cas de *verrues multiples*, traitées, l'une par l'ablation au bistouri, l'autre par la cautérisation chimique.

b) 3 *angiomes* de la face, chez des enfants, dont l'un n'était âgé que d'un mois. — Ablation au bistouri et guérison sans récidive et sans cicatrice appréciable. (Des résultats esthétiques aussi parfaits ne sauraient être obtenus par une autre méthode que celle de l'ablation complète au bistouri.)

c) 3 *kystes sébacés*, avec le même traitement et le même résultat.

2° Tumeurs malignes. — 3 cas. — Ablation au bistouri.

Ces malades ne sont pas revenus au dispensaire depuis leur opération (qui date d'au moins une année); ce qui nous laisse espérer qu'il n'y a pas eu encore de récidive.

F. Trois ablations de cicatrices vicieuses : a) deux consécutives à des adénités suppurées. Cette opération a permis de substituer une simple ligne blanche comme un fil, à de gros bourrelets rouges, saillants, colloïdes, qui défiguraient la physionomie;

b) Une consécutive à une brûlure de la cuisse et des bourses.

G. Ulcères variqueux.

H. Ulcères syphilitiques, que nous ne faisons que mentionner parce qu'ils n'ont pas été l'objet d'un traitement chirurgical spécial, et qui ont guéri sous l'influence des traitements médicaux connus.

II. crane.

Trépanation. — Elle a été pratiquée chez un jeune homme de vingt ans qui, en faisant de la barre fixe, le 26 avril 1892, tomba d'une hauteur de deux mètres, sur la tête. Au moment même de l'accident, il ne ressentit qu'une vive douleur occasionnée par la chute.

Il put faire à pied les vingt minutes de trajet qui le séparaient de son domicile. Comme signe apparent, on ne constata alors qu'une large ecchymose sous-conjonctivale.

En montant l'escalier, il éprouva un peu de gêne du côté gauche; quelques jours après, la paralysie devint complète. Le malade resta dans le même état, pendant deux mois. Puis, il put se lever et marcher, mais il restait frappé d'hémiplégie de tout le côté gauche, et de cécité de l'œil droit. Pendant cette période, il n'avait eu ni perte de connaissance, ni aucune espèce d'attaque ou de convulsion.

Le 4 mai 1893, plus d'un an après l'accident, il se présentait au Dispensaire. On lui fit entendre que peut-être une opération aurait quelque chance de le guérir. Il accepta aussitôt. L'ouverture du crâne fut faite au maillet et au ciseau au niveau du tiers moyen de la scissure de Rolando. Elle amena la découverte d'une poche kystique, sous-dure-mérienne, reste probable d'une hémorrhagie, de la dimension d'une grosse noix, qui refoulait en cupule la substance cérébrale. La poche fut vidée de son contenu, la plaie

suturée à demi et le reste bourré de gaze iodoformée, pour arrêter l'hémorrhagie véritablement
inquiétante qui se produisit. Dix heures après,
le tampon fut enlevé et le lambeau suturé. La
réunion n'en a pas moins été immédiate. Sauf
quelques crises douloureuses, calmées au moyen
de piqûres de morphine, les suites opératoires
furent bonnes, et la cicatrisation se fit sans
la moindre complication.

Quelque temps après, le malade remarquait
que les mouvements de la jambe et du bras
étaient un peu plus faciles. La jambe a conservé
le progrès accompli. Mais le bras est resté fléchi,
collé au tronc, rigide. La jambe gauche moins
et la résistance à la fatigue est surtout plus
grande.

La cécité reste complète; la papille est atro-
phiée.

L'ouïe, d'abord nulle, est remontée à $0^m, 10c$.
à la montre.

En somme, le résultat est resté ce que l'on
avait craint : seulement partiel.

Mais, étant donné la lésion, il est probable que
l'opération pratiquée à temps aurait pu prévenir
la dégénérescence secondaire des centres nerveux et la sclérose des fibres conductrices.

III. BOUCHE ET ANNEXES.

1° 108 ablations de dents cariées avec ou sans grattage du maxillaire. Comme il n'y a pas de médecin-dentiste attaché à l'Établissement, on ne s'occupe, ni des réparations, ni de la prothèse dentaires. On arrache les dents cariées aux malades qui en font la demande, lorsqu'elles sont cause de douleurs, de *névralgies*, de *fistules* ou *d'ostéites*. On a pu ainsi tarir de vieilles suppurations de la joue, faire cesser les contractures des mâchoires chez un malade qui dépérissait de cachexie, guérir de névralgies atroces une femme qu'on avait pendant six mois inutilement soignée par divers produits pharmaceutiques : *antipyrine*, *bromure de potassium*, *opiacés*, etc.

Il n'est pas rare qu'on ait à donner le chloroforme à des patients trop pusillanimes qui le réclament expressément. Ceci pour montrer quelles limites a maintenant atteint la confiance en l'anesthésie chirurgicale chez des populations jusque-là réfractaires et défiantes.

Nous n'avons, du reste, jusqu'à présent, noté le plus petit incident dans nos chloroformisations dont le nombre s'élève déjà à plusieurs milliers.

2° Extirpation d'un *kyste salivaire* de la lèvre inférieure, de la grosseur d'une noisette;

3° Extraction d'un *calcul salivaire du canal de Warton*.

Ce calcul, gros, allongé comme un grain de blé, était arrêté à l'orifice du canal, dont la dilatation insuffisante l'empêchait de sortir spontanément. La rétention avait provoqué une congestion énorme du plancher de la bouche, qui a disparu deux jours après l'opération.

4° On a réparé deux *becs-de-lièvre* chez deux fillettes, âgées, l'une, de treize mois, et l'autre, de cinq mois.

Dans le premier cas, c'était la vraie *gueule-de-loup* : les lèvres, le maxillaire, la voûte palatine, le voile du palais étaient fendus. Vu l'âge de l'enfant, on s'est borné à rapprocher les deux bords de la lèvre de façon à lui permettre de s'alimenter. Il s'est fait, à la suite un léger rapprochement des maxillaires.

Chez l'autre malade, le *bec-de-lièvre* était simple.

Dans les deux cas, la suture a parfaitement réussi.

5° On a pratiqué : *a*) Trois résections successives

du maxillaire inférieur chez le même malade,
un enfant de quatre ans, atteint d'*épithélioma*.

L'examen histologique de cette tumeur, pratiqué par M. Pilliet, avait fait porter un pronostic
très grave ; des renseignements récents, directement donnés par les parents, nous apprennent
que le petit malade serait complètement guéri.

b) Une résection chez un enfant de cinq ans,
atteint *d'ostéite banale*, ayant causé la nécrose
d'une partie du maxillaire et présentant, d'autre
part, des lésions tuberculeuses du squelette.

6° Trois ablations de tumeurs malignes : trois
cancroïdes des lèvres, guéris sans récidive.

7° *Un épithélioma de la langue* à marche très
rapide, ayant intéressé la moitié droite de cet
organe, le pilier antérieur du voile du palais
et peut-être l'amygdale du même côté.

L'opération réclamée par le malade a eu des
suites immédiates parfaites. Mais la récidive,
qu'on appréhendait, serait, nous a-t-on dit, un
fait accompli, quoiqu'il faille n'accepter que sous
réserve un renseignement qui ne vient pas de
l'intéressé lui-même.

8° Dans un cas douteux, où d'énormes ulcérations, placées, il est vrai, en face de dents
cariées, laissaient le diagnostic incertain, l'exci-

sion d'un très petit fragment, suivie de l'examen anatomo-pathologique, a permis de lever tous les doutes et de rassurer le malade. Il s'agissait d'ulcérations banales, qui ont guéri par l'ablation des dents.

9° *a*) *Un épithélioma* de l'amygdale droite, de la langue et de la moitié du maxillaire ;

b) Un énorme *carcinome de la parotide* ;
ces deux derniers cas n'ont pu être opérés à cause de l'étendue des lésions néoplasiques ;

c) Extirpation d'un *enchondrome* de la même région, guéri sans récidive.

IV. INTESTIN ET ANUS.

1° *Deux hernies étranglées.*

Dans le premier cas il s'agissait d'une femme de 50 ans, porteuse d'une *hernie crurale* très ancienne et assez volumineuse. En travaillant, elle fut prise des accidents aigus de l'étranglement. Portée au Dispensaire, elle y fut opérée à dix heures du soir, six heures après l'accident. L'épiploon hernié fut réséqué et l'intestin réduit.

Trois jours après, elle avait des vomissements fécaloïdes, quoiqu'elle ne présentât aucun symptôme péritonitique. Soupçonnant un obstacle mécanique au niveau de la portion d'intestin réduit, on recommença l'opération sous chloroforme. L'intestin fut trouvé un peu congestionné ; mais, à côté, la masse épiploïque formait un paquet qui comprimait très probablement l'intestin et empêchait la marche des matières. Il fut à nouveau réséqué. Au lieu de suturer, on laissa la cavité abdominale ouverte, de peur d'accidents nouveaux ; on combla l'ouverture de gaze iodoformée. Après cette nouvelle intervention, tout s'est bien passé. La plaie s'est réunie par deuxième intention, sans qu'il y ait eu ni suppuration, ni le moindre symptôme péritonitique. La malade quittait le Dispensaire cinq semaines après la seconde intervention.

Dans le second cas, chez une femme âgée de 45 ans, on avait affaire à une hernie de la ligne blanche. La malade était à peu près mourante quand on l'opéra, *chez elle*, dans une maison de campagne assez misérable ; le lendemain de l'opération, elle fut prise de symptômes de péritonite généralisée. Nous avons ouvert immédiatement, malgré l'état désespéré de la malade, la grande cavité péritonéale, et en avons fait la toilette aussi rigoureuse que possible ; contre toute attente, la malade guérit. Mais la rapidité qu'on avait dû déployer à cause de la gravité de la situation n'avait pas permis d'apporter le soin voulu à la suture à triple étage. Il en résulta une éventration, et, six mois après, elle fut atteinte d'une pérityphlite, favorisée probablement par l'éventration.

Sa vie fut de nouveau en danger. Il était à craindre que le pus ne se vidât dans la cavité péritonéale. Néanmoins, il était urgent d'intervenir ; mais cette fois, on put la transporter au Dispensaire et l'y opérer dans de meilleures conditions.

On réduisit d'abord l'éventration. Puis, l'intestin étant bien isolé, on ouvrit l'abcès. Il s'écoula environ un demi-litre de pus ; on mit un drain, et, malgré la crainte qu'on avait eue d'infecter le péritoine, tout se passa bien. La malade n'eut pas de fièvre, et, cinq semaines après, elle sortait complètement guérie de son éventration et de sa pérityphlite.

2° Neuf *cures radicales de hernies :*

a) 5 hommes âgés de 27, 53, 42, 73 ans, et un dont l'âge n'a pas été pris (guérisons complètes).

b) 4 femmes, âgées de 28, 30, 45 et 55 ans (guérisons complètes).

Les hernies se répartissent de la façon suivante :

5 inguinales (hommes).

2 crurales (femmes).

1 parombilicale (femme).

Il y a eu une récidive chez notre 9me opéré. Elle se produisit chez un menuisier, gros, gras, très fort. Il est probable que les efforts nécessités par son état ont dû déterminer la réapparition de la hernie. Opéré à nouveau, la suture, plus serrée, tint bon.

Chez quatre opérés, la réunion primitive a manqué par infection des fils. La suppuration n'a pas amené d'accidents ; elle a eu seulement pour effet de retarder la guérison d'environ quinze jours.

L'infection des fils ne saurait être attribuée à une faute dans la préparation. Les soies préalablement stérilisées à l'autoclave sont conservées dans du bouillon de culture. L'inaltération du bouillon garantit de leur asepsie absolue. Elles ne sont retirées des tubes qu'au moment de faire la ligature. Elles ne peuvent donc être souillées que par les mains qui les prennent, ou par l'état insuffisamment aseptique, soit de la plaie, soit des substances de pansement.

3° *Hémorroïdes ; tumeurs de l'anus et du rectum*. On a pratiqué :

a) Deux fois l'excision d'hémorrhoïdes volumineuses, chez un homme de 27 ans. L'opération a été faite au thermocautère.

Comme, malgré l'excision, il souffrait encore de fissures à l'anus, on lui a fait la dilatation rectale huit jours après.

b) Une fois l'ablation, au bistouri, de condylomes syphilitiques, chez un homme de 24 ans.

Sur cette région, l'intervention la plus sérieuse a été faite pour une série d'ulcérations tuberculeuses intéressant l'anus et la muqueuse rectale sur une hauteur d'environ sept à huit centimètres. Elle consista en grattages, excisions, cautérisations ignées. Cette intervention dura une heure.

Le malade, très indocile, quitta le Dispensaire non guéri. Pendant quelques semaines, il ne voulut accepter aucun soin. Puis les souffrances qui recommençaient le ramenèrent à Berck, et, durant une année, chaque mois il s'est astreint à faire tous les mois le voyage de Lille à Berck pour se faire panser et cautériser. Il était complètement guéri localement, lorsqu'il a succombé à la phtisie pulmonaire deux ans après notre intervention.

V. REINS. — VESSIE. — URÉTHRE.

A. *Reins.* — 1° *Néphrorraphie* pour rein mobile.

La malade (femme de 45 ans) souffrait de douleurs continues au côté droit, dans toute la région hépatique et au creux épigastrique; ces douleurs l'empêchaient de se livrer au moindre travail et la rendaient extrêmement irritable.

Le rein, reconnu sain, quoique légèrement hypertrophié, fut attaché par 5 fils de soie aux muscles et aux aponévroses de la masse sacro-lombaire. Les suites opératoires furent parfaites.

Quelques mois après, elle revint très affaiblie et souffrant des mêmes douleurs. La palpation faisait sentir le pôle antérieur du rein à 2 travers de doigt de la ligne médiane, au-dessus de l'ombilic. Il y avait de l'albumine dans les urines, mais pas de pus. On attendit que l'albumine fût moindre et l'état général relevé, pour procéder à une seconde intervention : une *néphrectomie* au cas où l'état du rein libéré de ses attaches, renversé sur son axe, ou hydronéphrosé, imposerait cette opération.

On suivit comme pour la seconde opération la voie lombaire et l'on fut bientôt arrêté par la rencontre de l'organe que fixaient toujours à la même place les fils de soie parfaitement aseptiques. Une légère érosion du parenchyme par le bistouri amena une hémorrhagie assez abondante, qui fût arrêtée par la compression. La plaie fut suturée aux crins de Florence. La malade a guéri sans suppuration. Actuellement son état est parfait. Elle mange bien, elle a notablement engraissé. Cette amélioration est sans doute due au repos. Mais, avec la reprise de ses rudes travaux habituels, il est possible qu'elle présente de nouveau les troubles nerveux qu'elle avait eus au début.

Pour ce qui est de l'albumine, il est probable qu'elle trahissait une affection purement médicale, une congestion passagère du rein. L'absence de pus dans les urines constatée à plusieurs reprises est en faveur de cette hypothèse.

B. *Vessie*. — 1° *Taille hypogastrique* pour extraction d'un calcul.

Elle a été pratiquée chez un jeune homme de dix-huit ans qui avait été soigné depuis l'âge de neuf ans par le docteur Cazin.

Il éprouvait des souffrances atroces. Depuis longtemps déjà, il ne pouvait plus se lever; laissé à peu près sans soins, il perdait ses urines et pourrissait son matériel de lit. Trois jours après que le Dispensaire fut ouvert, on l'y amena ; le surcroît de douleurs causé par le déplacement fut tel qu'il tomba à la porte en poussant des cris aigus. Sondé sous chloroforme, on constata la présence du calcul que le docteur Cazin avait déjà diagnostiqué.

Comme le Dispensaire n'était pas encore suffisamment organisé, on paya au malheureux les frais de séjour en ville. Il fut opéré dans une chambre d'hôtel ; le calcul avait la grosseur d'un œuf de poule, et, malgré les difficultés matérielles d'une installation rudimentaire, l'opération s'effectua bien. Mais, dès le lendemain, la température du malade baissait, l'urine devenait de plus en plus rare et, cinq jours après, il mourait d'urémie.

C. *Urèthre*. — Les opérations pratiquées sur l'urèthre comprennent :

1° Une *Uréthrotomie interne*, pour rétrécissement uréthral n'admettant qu'une bougie n° 4 de la filière Charrière. Le malade était atteint d'une *cystite* purulente et d'une *pyélonéphrite* double plus accentuée à gauche, où l'on sentait une tuméfaction de toute la région du rein. État général très grave, cachexie avancée.

L'uréthrotomie interne a été pratiquée sous le
chloroforme, non sans difficultés, à cause du
degré de rétrécissement et de la sclérose avancée de l'urèthre rétréci.

Pendant quelques jours, le malade fut amélioré.
Vers le sixième jour, il fut repris d'accidents de
fièvre urinaire; les lavages abondants et minutieux
aggravaient la fièvre et les accidents généraux.
On dut y renoncer et enlever la sonde à demeure.
La fièvre tomba, les accidents s'amendèrent,
mais le traitement postopératoire fut, à cause de
la suppression forcée de la sonde à demeure,
très insuffisant ; et le malade fut repris, paraît-il,
4 mois après sa sortie du Dispensaire, des accidents infectieux primitifs, qui, mal soignés,
amenèrent la mort.

2° Une ablation *de polype* de l'urèthre chez
une femme de 54 ans, qui faisait saillie au méat.
Il fut enlevé après anesthésie à la cocaïne. Sans
récidive.

VI. Organes génitaux de l'homme.

Les opérations pratiquées sur les organes
génitaux de l'homme, comprennent :

1° Une *Castration* chez un homme de 54 ans
atteint d'hydro-hématocèle vaginale. La tumeur,

dont les débuts remontaient à quinze ans, avait le volume d'une sphère de $0^m 30^{cts.}$ de diamètre, qu'il supportait au moyen d'un filet. Il n'en avait jamais souffert, il n'était gêné que par les excoriations qu'y faisaient les gouttes d'urine.

A l'incision de la poche, il s'écoula environ deux litres d'un liquide brunâtre. La vaginale était considérablement épaissie, le testicule complètement atrophié. La ligature du cordon fut pratiquée et fixée à la paroi abdominale. Sitôt guéri, il quitta le Dispensaire ; le lendemain de son départ. il fut frappé d'une attaque d'hémorrhagie cérébrale, dont il a conservé une hémiplégie gauche.

2° Deux *paraphimosis* occasionnés par une blennorrhagie aiguë. — Guérison après débriment.

3° Une *circoncision* pratiquée chez un enfant de 18 mois, atteint déjà de mauvaises habitudes inspirées, au dire des parents, par la nourrice. Guéri en huit jours.

4° Un grattage *de chancre phagédénique*. Le malade avait contracté la syphilis à Paris en revenant de son service militaire. Resté six mois sans traitement, le mal avait empiré, au point que le malade avait songé à se suicider.

Le gland disparaissait enfoui sous un amas de productions secondaires, la lésion primitive placée dans le sillon balano-préputial s'était étendue en largeur jusqu'à la moitié de la verge, et en profondeur au point de perforer l'urèthre. L'urine s'écoulait par cet orifice pathologique, irritant les parties voisines et semant sur son passage les plaques muqueuses et les papillomes secondaires. Une odeur infecte s'écoulait de ses organes génitaux. La lésion fut grattée, cautérisée; l'extrémité de la verge, infléchie, fut redressée, mise bout à bout avec l'autre tronçon et tenue simplement en place par un pansement. Cette intervention suffit à rétablir le cours normal de l'urine.

Un mois après, seules les cicatrices blanches indiquaient que cet organe avait été si cruellement atteint.

VII. ORGANES GÉNITAUX DE LA FEMME ET ANNEXES.

A. *Vagin*. — 1° Deux Elytrorraphies antérieures; 2° deux Cloisonnements du vagin. Chez des vieilles femmes. La première de ces opérations était destinée à brider des cystocèles au premier degré; la deuxième à remédier à un prolapsus total de la vessie, du rectum, de l'utérus, compliqué de phénomènes nerveux.

Deux sont opérées depuis sept et huit mois ; le résultat s'est maintenu à peu près ce qu'il était au début.

L'opération est trop récente chez les deux autres, pour qu'on puisse dire ce qu'il en est advenu.

3° Une *Bartholinite* suppurée, dont l'incision et le grattage de la poche ont amené la guérison en quinze jours.

B. *Utérus*. — 1° Dix-sept curettages.

On ne se décide à cette opération qu'autant que les symptômes métritiques soient nettement accentués : catarrhe muco-purulent, menstrues caillebottées, longues et douloureuses ; souffrances dans le bas-ventre, tiraillements dans les reins ; douleurs dans les épaules, à l'estomac, mauvais état général. Le râclage de la muqueuse est accompagné de la dissection des bandes de tissu scléreux qui, dilatant le col, facilitent l'absorption microbienne ou le sténisant, gênent l'écoulement des secrétions utérines. L'opération sanglante est complétée par une énergique cautérisation au chlorure de zinc à 20 %.

Grâce aux soins consécutifs, nous avons rarement vu la récidive des pertes blanches, accident si commun quand, l'opération finie, on ne s'occupe plus assez de l'opérée.

2° *Deux hystérectomies vaginales.*

a) L'une, chez une femme de 32 ans, atteinte d'un carcinome très malin, et déjà ulcéré, qui a récidivé quelques mois après et qui a entraîné la mort de la malade, par généralisation carcinomateuse.

b) L'autre, pour un fibrome dégénéré, chez une femme de 43 ans.

Les deux opérations furent effectuées en moins de dix minutes (les pinces laissées à demeure); la première se passa bien : pas de fièvre; la malade se leva quinze jours après.

La seconde opérée eut de la fièvre pendant quelques jours. L'élévation de la température était due à la formation de petites poches purulentes comprises entre les lambeaux de sphacèle du ligament large. La malade se leva au bout de trois semaines. Elle se porte actuellement très bien.

3° Quatre *raccourcissements du ligament rond* pour rétroversion utérine.

L'opération d'Alexander a échoué partiellement une fois. Malgré cet échec partiel, nous persistons à croire à son efficacité ; avec moins de danger, elle permet de réaliser la correction de la déviation utérine aussi bien que l'hystéropexie. Seulement il importe de dégager sur une longueur suffisante le ligament rond ; il importe aussi de le suturer solidement aux piliers.

Une fois, les fils se sont infectés ; c'est chez cette malade que l'Alexander a échoué. Cet échec est-il imputable à la suppuration, qui aurait permis la désunion et le retrait des ligaments ronds dans le ventre ? Nous sommes tentés de le croire.

4° Deux *ovariotomies*.

L'une, chez une femme de 30 ans, atteinte d'un kyste dermoïde suppuré de la grosseur d'une tête fœtale, sans adhérences péritonéales. Elle ne s'était aperçue de la présence de sa tumeur qu'après une fièvre typhoïde. Elle souffrait atrocement du bas-ventre, elle ne pouvait marcher qu'appuyée sur un bâton ; sa santé générale était très compromise. On lui avait affirmé qu'elle était enceinte. Elle quittait le Dispensaire 24 jours après son opération, complètement rétablie.

L'autre, chez une femme de 45 ans. Elle avait un kyste multiloculaire de l'ovaire qui remontait jusqu'au diaphragme et l'étouffait lorsqu'elle était dans le décubitus dorsal. Il avait contracté des adhérences partielles avec la paroi, la rate, l'estomac. Les ponctions aspiratrices faites dans le but de vider la poche d'une partie de son contenu, pour en faciliter l'extraction, ne donnèrent aucun résultat : le liquide était épais et les cavités nombreuses. Malgré son volume et son poids de 13 kilos, on dut l'enlever en masse de la cavité abdominale.

Les suites opératoires furent parfaites ; elle retournait chez elle vingt-cinq jours après son opération.

La même malade revenait l'année suivante pour une petite tumeur située sur la ligne de suture et qui donnait l'impression d'un épiplocèle. C'était un kyste de la paroi, de la grosseur d'une mandarine, indépendant de la cavité péritonéale.

Opérée, elle a guéri en dix jours sans incident.

VIII. OBSTÉTRIQUE.

On ne compte que deux cas d'obstétrique : une *application de forceps* pour lenteur du travail, et une *laparotomie* suivie de ponction chez une femme enceinte de quatre mois, qui portait en outre une tumeur liquide volumineuse qu'on soupçonnait être un kyste de l'ovaire. Ce diagnostic probablé reposait sur la constatation de l'existence de deux poches, voisines l'une de l'autre et paraissant indépendantes. Il s'agissait, en réalité, d'une *hydramnios dans un utérus bilobé*. La ponction ramena cinq litres de liquide citrin.

La malade était en outre atteinte de tuberculose pulmonaire avancée. Avant l'opération, elle était sujette à des hémoptysies, qui furent moins abondantes après. Elle accoucha prématurément trois mois et demi après l'intervention. Nous avons appris depuis qu'elle a succombé à sa phtisie pulmonaire.

Cette pénurie de cas d'obstétrique est due à ce que le règlement s'oppose à l'admission à demeure des femmes enceintes dans l'établissement.

Nous devons dire toutefois que notre installation gynécologique nous a permis de modifier plusieurs diagnostics de tumeurs portés pour des grossesses et de rassurer ainsi 13 femmes que ce diagnostic inquiétait gravement.

II

MALADIES

DES OS ET DES APTICULATIONS

I. OSTÉOMYÉLITES.

Nous avons observé trois cas.

A. Deux enfants de 10 et 11 ans.

B. Une jeune fille de 13 ans.

Le premier enfant souffrait d'une ostéomyélite récente du tibia.

L'affection paraissait remonter seulement à trois jours. Elle siégeait au tiers supérieur. La trépanation, en donnant issue au pus, amena la guérison en trois semaines.

Le second éprouvait des douleurs à la cuisse gauche depuis un mois, et qui le mettaient dans l'impossibilité de marcher. La trépanation du fémur au tiers inférieur donna issue à une quantité considérable de pus.

Les symptômes morbides ne cessèrent pas aussitôt. La température resta encore à 38°-39°

pendant une quinzaine de jours. Puis, l'état général s'améliora peu à peu : mais, la suppuration persistant, on intervint une deuxième fois trois mois après. Malgré l'ablation des séquestres, la suppuration continua encore. Il est vrai que l'enfant se fait très irrégulièrement panser ; il marche sans béquille, il se fatigue même. Une exploration au stylet faite dernièrement a fait découvrir de nouveaux séquestres qui nécessiteront une troisième intervention.

La troisième souffrait, depuis environ un an, d'une ostéomyélite bipolaire du tibia droit.

L'os tout entier était considérablement épaissi ; de nombreuses fistules, siégeant aux extrémités, laissaient sourdre du pus en abondance ; les souffrances et la suppuration avaient affaibli la malade.

Une première intervention n'amena pas de résultat. Une deuxième, faite 4 mois après, permit de trouver les séquestres. Leur ablation amena la guérison au bout d'un mois.

Actuellement, c'est-à-dire deux mois après la seconde opération, la malade peut marcher sans béquilles.

II. Arthrites tuberculeuses.

1° *Membre supérieur.*

Nous n'avons pas observé de scapulalgie, ni d'ostéo-arthrites claviculaires.

Nous avons pratiqué une résection partielle des extrémités de l'humérus et du cubitus, pour une ankylose à angle droit et en rotation en dehors consécutive à une vieille arthrite spécifique.

Cette attitude vicieuse rendait l'usage de l'avant-bras impossible. Le malade ne pouvait se servir de son membre, ni pour porter ses aliments à la bouche, ni pour travailler, ni même pour s'habiller. L'opération eut pour résultat de substituer une ankylose utile à une ankylose vicieuse. Le malade peut actuellement se servir de son bras.

2° *Membre inférieur.*

A. *Coxalgies.*

8 Coxalgies.
{
3 enfants de 8 ans.
1 enfant de 10 ans.
1 enfant de 11 ans.
1 jeune homme de 18 ans.
1 femme de 32 ans.
1 homme de 42 ans.

Les 5 enfants avaient :

Le premier, une coxalgie datant de 5 ans.

Le petit malade n'avait jamais été immobilisé et avait toujours marché. Quand la mère se fut aperçue que l'une des deux jambes était plus courte que l'autre, elle ne s'en préoccupa point. Le raccourcissement s'accentuant de plus en plus, elle finit par l'amener de Paris à Berck. Elle le conduisit au Dispensaire, où l'on constata un raccourcissement de $0^m 11$, une flexion de $45°$ et une luxation iliaque de $0^m 05$.

Cette coxalgie semble donc avoir évolué sans douleur.

On pratiqua le redressement sous chloroforme et l'on appliqua un appareil plâtré ; la guérison s'obtint au bout de 18 mois. Actuellement le petit malade marche très bien. La boiterie est à peine sensible[1].

Le second était porteur d'une coxalgie de 3 ans, suppurée.

1. Voir pour le détail de ces opérations très longues et très pénibles, le mémoire publié par le Dr Calot, dans la *Revue d'Orthopédie* (n^os de mars et de mai 1895 sur la correction des grands raccourcissements consécutifs à la coxalgie.

Le raccourcissement mesurait... $0^m 08$
La flexion................... 45°
La luxation iliaque............ $0^m 04$

Un mois après la cicatrisation des fistules, le membre fut redressé sous chloroforme, et le grand trochanter amené sur la ligne de Nélaton.

Il a été impossible de surveiller cet enfant de très près ; aussi le fémur est-il remonté de $0^m 02$ dans la fosse iliaque ; dernièrement, une des anciennes fistules s'est rouverte donnant issue à une très petite quantité de pus.

Mais l'attitude est restée corrigée, et, malgré le raccourcissement subi, l'enfant marchera sans béquilles, ce qu'il ne pouvait faire auparavant.

Le troisième, une coxalgie datant d'un an et un mal de Pott datant de deux ans. L'affection vertébrale a amené, au bout d'un an, des abcès par congestion sur la face externe de la cuisse, qui ont guéri à la suite d'injections d'éther iodoformé. C'est vers la même époque que l'enfant aurait souffert de la hanche et que la déviation aurait commencé à se produire. Quand il nous fut amené, il n'y avait plus trace d'abcès, mais la jambe était fléchie à angle droit sur le bassin, en abduction et rotation externe ; la luxation iliaque n'était que de $0^m 01$. Le raccourcissement total était de 19 centimètres.

On pratiqua le redressement forcé sous chloroforme, malgré les appréhensions imposées par l'existence du mal de Pott, et un appareil plâtré fut appliqué.

Actuellement, plus d'un an après l'intervention, l'attitude est parfaite, la souffrance nulle.

D'ici à quelques semaines, on compte le faire marcher.

Le quatrième, une coxalgie datant de six semaines avec attitude vicieuse.

Redressement sous chloroforme. Appareil plâtré.

Cinq mois après, on constate, à la région trochantérienne, un abcès qui, grâce à l'immobilisation, ne tarda pas à se résorber.

Depuis, plus d'accidents, et la guérison paraît un fait accompli.

Le cinquième (une fille) : une coxalgie datant seulement de cinq jours.

La mère l'amena sitôt qu'elle s'aperçut qu'elle boitait. Elle fut mise dans un appareil plâtré, sans qu'on ait eu besoin de l'anesthésier. Il y a de cela 18 mois.

Depuis 6 mois, elle marche, mais avec un appareil silicaté ; l'attitude du membre est parfaite, la douleur nulle.

6ᵉ cas. — Chez le jeune homme de 18 ans, la coxalgie datait de 18 mois.

La jambe était en flexion, abduction et rotation externe, la luxation iliaque était de plus d'un centimètre.

On pratiqua le redressement sous chloroforme. Application fut faite d'un appareil plâtré que le malade garda pendant six mois environ. Puis il l'enleva lui-même, et on ne l'a plus revu.

On sait toutefois qu'il marche avec une canne, tandis qu'avant son redressement, il ne pouvait marcher qu'appuyé sur deux bâtons ; il mendie de village en village.

7ᵉ cas. — Une femme qui avait été traitée il y a sept ans par le Dʳ Cazin. Il y a deux ans, l'affection récidiva, amenant une suppuration abondante. L'état de la malade et l'abondance de pus limitèrent l'intervention à plusieurs grattages des foyers fongueux. Pendant longtemps elle vint du Crotoy se faire panser au Dispensaire. Puis les frais de déplacement la firent renoncer à nos soins.

Son état est resté à peu près stationnaire.

8ᵉ cas. — Chez un homme qui avait été traité, étant enfant, à l'hôpital maritime de Berck. L'attitude vicieuse n'avait jamais été suffisam-

ment corrigée ; il boite d'une façon très disgra-
cieuse, mais il marche sans canne.

De temps à autre, il a des abcès, qu'on incise,
et, à l'entendre, il en a toujours été ainsi depuis
qu'il est à Berck. Il est actuellement âgé de 42 ans.

B. *Genou.*

On a pratiqué 2 résections du genou pour de
vieilles tumeurs blanches suppurées.

La première chez un homme de 40 ans phti-
sique. Il souffrait cruellement et il était arrivé à
un degré d'émaciation extrême.

On pouvait penser que la suppression de ce
foyer d'infection amènerait une amélioration
dans l'état général.

Malheureusement, ces prévisions ne se sont
pas réalisées : les os se sont consolidés après
3 mois de traitement, mais la phtisie pulmonaire
s'est aggravée et a emporté le malade six
mois après l'intervention.

Ce qu'il y a d'intéressant dans cette observation, c'est que, malgré le mauvais état général du
malade, la consolidation osseuse a pu s'effectuer
dans un temps relativement court et sans que la
suppuration ait été très abondante.

La seconde, chez un homme âgé de **28** ans qui souffrait de son genou depuis vingt-deux ans.

On l'avait traité à diverses reprises par des pointes de feu et par l'immobilisation, mais cette thérapeutique n'avait pas arrêté l'évolution de la lésion.

Quand il se présenta au Dispensaire, son genou, très gros, était en demi-flexion; le tibia, subluxé en arrière.

L'intervention consista dans l'ablation de deux centimètres et demi de fémur, de deux centimètres et demi de tibia.

Il n'y eut point d'incident opératoire : pas de fièvre, pas de pus. La consolidation osseuse devint complète au bout de deux mois.

A ces deux cas, nous pouvons ajouter celui d'une jeune fille de **23** ans, qui, depuis son enfance, avait été traitée sans succès par les moyens médicaux.

Entrée à l'hôpital Cazin-Perrochaud, où elle a été réséquée, on a pu constater que les lésions destructives de ses os la mettaient dans l'impossibilité de guérir spontanément.

Sur les cinq autres cas :

1 a été redressé sous chloroforme;

2 ont refusé toute intervention.

Une a été guérie au bout de 2 mois par l'igniponcture profonde.

Les 2 derniers ont été améliorés par des moyens purement médicaux : teinture d'iode, onguent napolitain, compression, etc.

C. *Cou-de-pied*.

4 cas : 3 enfants, 1 homme.

Traités par les moyens médicaux : pommade mercurielle, immobilisation.

L'un des malades est suivi depuis 3 ans. Il est considérablement amélioré. L'autre n'a été vu que deux fois l'été dernier. L'immobilisation avait fait cesser les douleurs.

D. *Pied*.

A. 1 cas *d'arthrite médio-tarsienne*. Ce cas fut guéri par l'immobilisation.

B. 3 cas de *spina ventosa*.

2 enfants, l'un de 27, l'autre de 29 mois.

Une femme de 36 ans qui fut guérie au bout de 3 mois à la suite d'une thérapeutique purement médicale. Les enfants n'ont pas été revus.

E. *Colonne vertébrale.*

(*Mal de Pott.*)

15 cas.

Tous ces cas ont été traités par l'immobilisation. Dans 3 cas, on a vu *des abcès par congestion* de la fosse iliaque se résorber après 3, 4 mois de repos au lit.

Sur ces quinze cas, huit, venus de très loin, n'ont pas été revus.

III. ARTHRITES NON TUBERCULEUSES.

Signalons :

1° *Articulation coraco-claviculaire :* une arthrite coraco-claviculaire, nettement syphilitique, guérie par le traitement spécifique.

2° *Articul. de l'épaule.*
   3 arthrites traumatiques.
   2 — sèches.
   1 — rhumatismale.

3° *Articul. du poignet.* 1 arthrite traumatique.

4° *Articul. du genou.*
   4 hydarthroses traumatiques.
   3 arthrites sèches.
   3 hydarthroses rhumatismales.

Les arthrites ont été traitées médicalement : vésicatoires, enveloppement ouaté, compression, etc.

Toutes ces arthrites ont guéri, à l'exception des arthrites sèches, qui n'ont été que soulagées.

IV. FRACTURES

Crâne. — Citons une fracture du crâne en une douzaine de fragments à la suite d'une chute de huit mètres environ. Transporté au Dispensaire, le malade y est mort cinq minutes après.

Côtes. — 5 cas.

A. 2 fractures par contre-coup, à la suite d'une chute d'une hauteur de cinq mètres. Ces fractures ont guéri.

B. Un tamponnement par un wagonnet chargé de sable. Le blessé eut 4 côtes brisées et le poumon déchiré. Transporté chez lui, il mourut dans la soirée.

Clavicule.

2 cas.

1 produit par le contre-coup du fusil.

Les arthrites ont été traitées médicalement : vésicatoires, enveloppement ouaté, compression, etc.

Toutes ces arthrites ont guéri, à l'exception des arthrites sèches, qui n'ont été que soulagées.

IV. FRACTURES

Crâne. — Citons une fracture du crâne en une douzaine de fragments à la suite d'une chute de huit mètres environ. Transporté au Dispensaire, le malade y est mort cinq minutes après.

Côtes. — 5 cas.

A. 2 fractures par contre-coup, à la suite d'une chute d'une hauteur de cinq mètres. Ces fractures ont guéri.

B. Un tamponnement par un wagonnet chargé de sable. Le blessé eut 4 côtes brisées et le poumon déchiré. Transporté chez lui, il mourut dans la soirée.

Clavicule.

2 cas.

1 produit par le contre-coup du fusil.

Radius.

5 cas.
4 au tiers infé- (3 hommes.
   rieur.   (1 enfant de quatre ans.
1 au tiers supérieur.

Cubitus.

Signalons une pseudarthrose du cubitus, consécutive à une fracture méconnue. Entré au Dispensaire, le malade était réséqué le 2 février 1893 ; on lui fit la suture osseuse. Il sort guéri le 19 mars.

Os de la main.

Une fracture communitive de l'index droit par un engrenage. Les désordres produits nous ont obligés à amputer le doigt.

— Une fracture du médius et de l'annulaire gauches par éclatement de fusil. La section produite par l'arme à feu au niveau de la partie moyenne des deuxièmes phalanges fut régularisée ; les lambeaux cutanés, suturés malgré le délabrement ; mais la ligne de suture se sphacéla en partie et la réunion secondaire n'eut lieu qu'un mois après l'accident. Le malade a conservé ses moignons, qui lui sont d'une grande utilité.

Une fracture des quatre doigts par une scie circulaire. Réunion et guérison.

Os de la cuisse.

Une fracture du col du fémur, guérie par le repos au lit.

Os de la jambe.

5 fractures du tibia.
- a) 3 au tiers inférieur.
- b) 1 à la partie moyenne.
- c) 1 bimalléolaire.

3 fractures du péroné.
- 1 au tiers moyen.
- 2 au tiers inférieur.

Toutes ces fractures ont guéri, et cela malgré les difficultés qu'on a eues avec certains malades pour leur faire garder l'appareil plâtré.

2 malades ont présenté des complications :

L'un, de la boiterie par insuffisance de consolidation osseuse (il avait par 2 fois enlevé son appareil).

L'autre (la fracture bimalléolaire), de la raideur articulaire, conséquence d'un cal volumineux et de quelques adhérences synoviales, dont un massage régulier d'un mois a eu raison.

Les fractures sont traitées, sauf les fractures de côtes, bien entendu, par une immobilisation dans un appareil plâtré. Le temps pendant lequel on laisse l'appareil en place varie suivant le siège et l'importance de la fracture, l'âge et la docilité du malade.

V. LUXATIONS

A. *Congénitales de la hanche.* — 3, toutes bilatérales. A signaler, chez une fillette de 2 ans, un énorme raccourcissement de 4 cent. 1/2.

Malgré la bilatéralité de la lésion, on aurait tenté la réduction opératoire, si les parents avaient consenti.

B. *De l'épaule.* 4 cas, 4 variétés.
- 1 supérieure.
- 1 intra-caracoïdienne.
- 1 sous-claviculaire.
- 1 subluxation.

2 furent réduites sous le chloroforme.

2 sans chloroforme par le procédé de Kocher.

2 ont conservé quelques douleurs et raideurs articulaires, qui ont cédé par le massage.

C. *Du coude.* — 3 cas, dont une compliquée de fracture de l'extrémité inférieure de l'humérus. Tous ces cas ont guéri; 2 ont présenté de la raideur pendant une quinzaine de jours.

D. *De l'index*. — 1 cas avec réduction sous chloroforme.

E. *Du pouce*. — 1, irréductible, qui nécessita la résection. La négligence de la part du malade consécutivement à l'opération amena l'ankylose. On réussit à mobiliser la jointure, après avoir de nouveau endormi le malade.

Citons une raideur des articulations des phalanges consécutive à un phlegmon et qu'on ne parvint également à mobiliser que sous le chloroforme.

VI. SYNOVITES TENDINEUSES ET KYSTES SYNOVIAUX.

Les synovites tendineuses, au nombre de 7, ont été traitées par le massage combiné avec des pansements ouatés compressifs et des révulsifs, suivant les cas. Les kystes synoviaux ont été extirpés.

VII. ENTORSES.

5 du cou-de-pied, dont 3 avec épanchement sanguin périarticulaire.

2 du poignet.

1 du coude avec épanchement articulaire.

1 des vertèbres cervicales dans un mouvement d'extension forcée.

Ces entorses ont été traitées par le massage, le repos, la compression.

VIII. PIEDS-BOTS BILATÉRAUX.

Sur 3 petits malades, **2** arthrodèses : un redressement et une opération de Phelps. Le résultat s'est maintenu : l'un d'eux commence à marcher ; à l'autre on ne permettra la marche que dans deux mois.

Pour le troisième l'opération a été refusée.

Signalons encore 1 *orteil en marteau* excessivement douloureux, guéri par une incision cunéiforme des extrémités articulaires osseuses de l'articulation phalango-phalanginienne.

1 pied plat douloureux, qui a été soulagé de ses souffrances par une chaussure spéciale.

IX. RACHITISME.

5 cas.

Ils ont été traités surtout par les toniques généraux et par les désinfectants du tube digestif chez ceux qui présentaient en même temps de la dilatation d'estomac.

X. SCOLIOSE.

6 filles et 3 garçons.

La déformation s'est prononcée entre 7 et 15 ans.

Chez tous ces enfants la santé générale laissait à désirer. Ils présentaient surtout des troubles digestifs, plus ou moins accentués ; une de ces malades a un frère rachitique, ce qui prouve la parenté de ces deux maladies.

La thérapeutique instituée a visé, d'une part, la désinfection du tube gastro-intestinal pour faire disparaître les fermentations anormales, et, d'autre part, la correction ou du moins l'arrêt des déviations osseuses.

Le premier résultat a été atteint par une meilleure hygiène alimentaire et par l'absorption de quelques antiseptiques habituels : benzo-naphtol, salicylate de bismuth, purgatifs légers et répétés. Le second, par le repos horizontal sur un lit dur.

Nous ferons remarquer que, sur ce point, notre thérapeutique diffère de celle qui est communément conseillée, à savoir : la gyrnnas-tique forcée, les marches, les corsets orthopé-diques. Nous sommes persuadés que ces exercices physiques vont à l'encontre du but poursuivi, en infligeant un surcroît de fatigue à un squelette déjà fatigué et trop faible pour supporter le poids normal du corps.

Au repos nous joignons le massage, destiné à rendre leur énergie à des muscles qui l'ont perdue à la suite de la distension qu'ils subissent par le fait de la voussure latérale du thorax.

Nous avons réussi à vaincre les résistances des parents, à qui l'on avait déjà conseillé la gymnastique et qui étaient d'abord un peu effrayés par l'idée de laisser leurs enfants, déjà âgés, couchés pendant six mois ou un an.

Notre persévérance a généralement été couronnée de succès : chez tous, la déviation a été arrêtée dans sa marche progressive ; chez la plupart, la colonne vertébrale a repris, en tout ou en partie, sa direction verticale.

On s'est rendu compte des progrès accomplis au moyen de moulages successifs pris aux différentes époques du traitement.

Nous condamnions le corset orthopédique pour toute la période d'état de la maladie. Le corset gêne tant soit peu l'hématose et contribue à affaiblir l'organisme.

XI. TUMEURS.

En dehors des néoformations déjà décrites, nous relevons :

A. 1 squirrhe ulcéré du sein gauche chez une femme de 87 ans, inopérable.

B. 1 tumeur prise pour un sarcome du sein, compliquée de généralisations ganglionnaires aux creux axillaire et susclaviculaire et qui a à peu près disparu à la suite d'applications de pommade iodo-iodurée ; ce qui nous fait penser à l'existence plus probable d'une mammite chronique.

C. 1 fibrolipome de la fesse.

D. 2 exostoses du fémur : l'un de développement, l'autre d'origine arthritique.

PLÈVRES ET POUMONS

PLEURÉSIES PURULENTES.

3 cas. — 3 petites filles de 6, 7 et 8 ans.

L'une avait un état général assez bon, les deux autres étaient mourantes.

La première fut simplement ponctionnée deux fois, à trois jours d'intervalle, sans lavage; elle guérit en dix jours.

Pour la seconde, on fit le même traitement, qui fut suivi de succès au bout d'un mois.

Pour la troisième, on dut réséquer la 5ᵉ côte gauche. Il sortit une quantité énorme de pus; le poumon ratatiné était aplati dans la gouttière costo-vertébrale; malgré la gravité du cas, elle a guéri, après trois semaines de traitement.

IV

CHIRURGIE DES NERFS

1° Une suture du *nerf médian*.

Il s'agit d'une femme venue à Berck avec
une impotence des fléchisseurs des doigts et du
pouce.

Suture des nerfs et des tendons : trois mois et
demi après l'accident, il persistait une fistulette
suintant légèrement. La réunion n'a pas été immédiate ; quelques-uns des fils de soie qui avaient
servi à la suture se sont éliminés, et la cicatrisation n'a été complète qu'au bout de trois mois.

Les fonctions se sont rétablies petit à petit, et,
lorsque nous avons revu la malade *neuf mois
après, elle pouvait se servir parfaitement de la
main et elle avait recouvré toute sa sensibilité,*

2° Une intervention faite pour libérer le *nerf
poplité* de la gangue fibreuse qui l'entourait et
dont la stricture avait amené la paralysie de la
jambe. La malade avait eu une tumeur blanche

du genou. On avait redressé le membre et le redressement avait été précédé de la ténotomie interne et externe des muscles de la face postérieure du genou. On intervint pour savoir si le nerf avait été sectionné en même temps que les muscles, ou s'il était emprisonné dans les néoformations pathologiques. La seconde hypothèse était la vraie. Malgré la libération, le membre ne reprit pas ses fonctions : la dégénérescence était trop avancée ; et, un an après, on dut amputer la cuisse pour adapter un pilon et rendre la marche possible. Cette amputation pratiquée au Dispensaire guérit en 10 jours par première intention.

TROISIÈME PARTIE

AFFECTIONS MÉDICALES

DES DIVERS SYSTÈMES.

Comme dans toutes les policliniques, ce sont les affections médicales qui ont fourni le plus fort contingent de malades au Dispensaire : en effet, nous avons plus de 1.300 cas à ranger dans cette catégorie.

Toutes les branches de la pathologie interne s'y trouvent représentées. Et, à ce propos, nous devons remarquer qu'une variété de maladies aussi complète, et aussi inattendue pour un pays éloigné des centres comme l'est Berck, ne constitue certes pas, au point de vue scientifique et médical, un des moindres intérêts du Dispensaire.

Fièvres éruptives et typhoïdes, maladies infectieuses de toute nature, maladies du système nerveux, des appareils digestif, respira-

toire, circulatoire, urinaire ; maladies vénériennes, affections de la peau : rien ne fait défaut,
et, en somme, faire la statistique de tous les cas
traités depuis deux ans, c'est revoir la pathologie interne tout entière.

Comme il a déjà été dit, chaque personne
subit, à son arrivée, un interrogatoire minutieux
sur son âge, sa profession, ses antécédents
héréditaires et personnels, ses conditions d'habitation, de vie, etc., sur les symptômes actuels de
sa maladie, les traitements antérieurs : en un
mot, on prend son observation aussi complète
que possible et on la consigne sur une fiche
individuelle. Les résultats des diverses investiga-
tions cliniques — palpation, percussion, auscultation, examen du pouls, des urines, de la
température — les prescriptions hygiéniques et
médicamenteuses que l'on juge à propos
d'ordonner, tout est inscrit sur la même fiche
de manière à pouvoir suivre exactement chaque
malade.

I

FIÈVRES ÉRUPTIVES

ET INTOXICATIONS

Elles sont loin d'avoir été fréquentes; d'ailleurs, aucune épidémie de ce genre n'a régné dans la région. Pas de variole, pas de scarlatine, quelques cas isolés de *rougeole* : tel en est le bilan.

Ces cas de rougeole ont été observés uniquement chez des enfants et à toute époque de l'année, sans prédominance pour l'hiver ou le printemps. Rien de particulier à signaler du côté des symptômes (catarrhe des muqueuses, éruption, toux, etc.). Deux fois, il a été permis de déceler, sur le voile du palais, les *taches rosées* qui sont, pour Trousseau, pathognomoniques de la rougeole.

Dans un cas, chez un enfant de 21 mois, la diarrhée a été assez abondante pour nécessiter une médication active.

Le traitement prescrit et suivi de succès, a été le traitement classique : isolement autant que possible, boissons tièdes, potions calmantes, thérapeutique des complications, etc.

2° *Fièvre typhoïde.* — Elle non plus, n'a guère fait de victime. Sur les 6 cas qui se sont présentés, cinq ont pu être suivis et régulièrement traités, soit au Dispensaire, soit à domicile, et ont obtenu une guérison parfaite. Le dernier n'a pas été revu.

Dans deux cas, on avait affaire aux formes légères, abortives, dites *fébricules typhoïdes*, (symptômes peu intenses, durée de 8 à 10 jours). Dans un autre, à la forme *adynamique* avec prostration complète ; dans un cas, à la forme *thoracique* avec bronchite assez intense, passant du second au premier plan dans la symptomatologie. Enfin, notons un cas où survint une rechute, promptement guérie, d'ailleurs.

Sulfate de quinine, extrait de quinquina, antipyrine, lotions froides, benzonaphtol, salol, calomel et autres purgatifs, alcool, lait, repos au lit, soins de propreté, hygiène rigoureuse, telles ont été, en quelques mots, les prescriptions thérapeutiques.

On pourrait s'étonner, à bon droit, du nombre

minime de typhiques enregistré par la statistique du Dispensaire, alors que, surtout au début de la saison de 1894, des bruits malveillants, habilement répandus, donnaient à croire que Berck était une plage infectée et que le typhus y régnait en maître. D'autre part, il serait absurde de nier, contre toute évidence, l'existence de quelques cas isolés dans la section *Ville*. Toutefois, il importe à ce sujet de noter que la plage a été complètement indemne, la statistique privée, aussi bien que celle du Dispensaire, restant muette sur ce chapitre. Les 6 malades traités durant ces deux dernières années étaient des habitants de Berck-Ville et logaient dans des quartiers malsains, humides, dépourvus d'eau potable, se trouvant, dès lors, dans les conditions favorables à l'infection.

3° *La fièvre herpétique ou éphémère* a toujours promptement cédé à la diète avec emploi de calomel et benzo-naphtol.

4° *La grippe*, avec 4 cas, occupe, comme toutes les autres maladies infectieuses, une place minime dans notre statistique. Repos, diète, purgatifs salins, alcool, poudre de Dower, sirops calmants ; grâce à cette médication, la guérison n'a pas tardé pour tous les malades.

5° Notons 2 cas d'*érysipèle*, limité à la face pour l'un, ayant en outre gagné tout le cuir chevelu pour l'autre ; les urines de ce dernier accusaient un léger nuage d'albumine, ce qui semblait indiquer une poussée de néphrite interstitielle. La guérison a été obtenue sans autre complication, grâce à l'emploi de purgatifs salins et de quinquina pour l'état général, de lavages au sublimé chaud et d'applications de vaseline boriquée comme topiques.

6° Pour qui connaît l'aspect marécageux et humide des environs de Berck, avec leurs eaux stagnantes, dépourvues d'écoulement pratique, sans déversoir naturel actif, avec leurs terrains mal draînés, leurs tourbières en apparence insalubres, il semble que les *fièvres palustres* doivent ici faire de nombreuses victimes. Chose bizarre, cette affection est inconnue, tout au moins en ce qui concerne la clientèle du Dispensaire. En effet, jusqu'à présent, un seul malade a été reconnu atteint de *malaria*, et encore devons-nous dire qu'il l'avait contractée en Afrique. Comme toujours la médication quinique a fait merveille.

7° La même remarque se présente à l'esprit en présence du nombre relativement faible de *rhumatisants* ; car, durant cette période de deux années, 46 malades de ce genre seulement ont été soignés par nous, sur une population d'au moins 7.000 habitants (sans parler des localités voisines). Et pourtant, ce ne sont pas les causes occasionnelles qui manquent : le vent, les brouillards, des pluies presque quotidiennes amenant une humidité froide et persistante durant la mauvaise saison, des habitations basses, hâtivement construites et à peu de frais, mal garanties contre les intempéries. On serait facilement tenté de croire que, subissant une espèce d'entraînement, l'organisme se soit accoutumé à mieux résister aux infections hétérogènes.

Nous n'avons à signaler que 2 cas de *rhumatisme articulaire aigu*, tous deux sans manifestations cardiaques et sans complications : le salicylate de soude à l'intérieur, l'enveloppement ouaté avec applications laudanisées pour l'extérieur, ont été chez eux très efficaces.

Quelques cas de rhumatisme chronique à marche paroxystique ont été observés : les doigts, les orteils, les épaules, les cous-de-pied, les genoux étaient à tour de rôle intéressés.

Chez d'autres, c'étaient des douleurs *musculaires* qui prédominaient, tantôt dans les masses sacro-lombaires (*lumbago*), tantôt dans le bras, la paroi abdominale, la région externe de l'avant-bras, le trapèze, dans la paroi thoracique même ; — un cas de *pleurodynie*. —

Nous croyons utile de relever 2 cas d'*œdème rhumatismal* du pied, sans albuminurie et à disparition rapide.

D'autres malades étaient atteints de *rhumatisme chronique simple*, primitif pour la plupart avec douleurs et craquements articulaires et lésions des orifices du cœur.

Enfin, il reste à signaler 2 cas de *rhumatisme noueux*, chez un homme de 28 ans et une femme de 40 ans, sans localisations séreuses, avec état général satisfaisant ; la déformation des mains avait pris le type en flexion de Charcot (doigts en griffe).

Le salicylate et le sulfate de soude, la liqueur de Fowler, l'iodure de potassium et de calcium, l'antipyrine, le sulfate de quinine, ont souvent amené une amélioration notable, combinés à l'action topique des enveloppements ouatés, de badigeonnages iodés, des ventouses, des applications de liniment chloroformé-opiacé, de baume de Fioraventi, du baume opodeldoch, des massages méthodiques.

8° Il n'est pas jusqu'à la *goutte* elle-même qu'on n'ait eu à soigner au Dispensaire. Chose curieuse et assez rare, il s'agissait d'une femme âgée, pauvre, bien que cette affection soit l'apanage des riches et s'observe plutôt chez les hommes. Elle en souffrait depuis 18 ans, sans cependant avoir d'accès aigus. Les doigts et les orteils étaient déformés par des tophus assez volumineux, douloureux à la pression, mais sans tendance à l'ulcération. Bains sulfureux, frictions pour l'extérieur, bicarbonate de soude et carbonate de lithine à l'intérieur ; telles furent les prescriptions.

9° *Le diabète sucré* a amené 3 personnes présentant les symptômes classiques : glycosurie, polydipsie, polyurie. L'une était, de plus, atteinte de furonculose. On leur a conseillé le régime de Bouchardat : viandes grillées, œufs, etc. ; les alcalins (eau de Vichy), la liqueur de Fowler, la médication bromurée. Mais il a été impossible de les suivre plus loin ; on n'a plus revu les malades à la consultation.

10° Il était intéressant de contrôler l'influence bienfaisante de l'air marin sur les malades dits *lymphatiques*, et sur tous ceux que l'on désigne encore du nom de *scrofuleux*. Peu de sujets de ce genre sont venus grossir notre statistique. La scrofule ne paraît guère avoir de prise chez les enfants de marins, malgré les vices d'alimentation et d'hygiène qui président à leur développement. Comme l'a démontré le Dʳ Pierre dans sa thèse inaugurale, les rhinites strumeuses, les kératites, les otorrhées, les blépharites et autres accidents si fréquents chez les lymphatiques sont d'une rareté remarquable dans la population maritime de Berck. D'autre part, chez ceux que nous avons pu soigner d'une façon régulière, le séjour à la plage a contribué pour beaucoup à une amélioration notable, soit par l'action directe des effluves salins, soit par un réveil de l'appétit et des fonctions digestives dû au grand air. Comme adjuvants, nous conseillions les iodures de fer, de sodium, de potassium, la teinture d'iode à l'intérieur, la liqueur de Fowler, l'huile de foie de morue.

11° L'*anémie* et la *chlorose* sont par contre des affections fréquentes. Grossesses multiples, lactation prolongée, travaux pénibles, encombrement dans les habitations, alimentation défectueuse, tout concourt à diminuer la résistance et l'énergie vitale de l'organisme chez les femmes et les jeunes filles. A peine avons-nous, pour le sexe masculin, 2 individus à noter, deux jeunes gens en voie de puberté. Toujours, outre la pâleur caractéristique des tissus, nous avons pu découvrir, à l'auscultation du cœur et des vaisseaux du cou, l'existence des souffles doux, dits anémiques. Les migraines, céphalées, vertiges, névralgies, la dyspepsie, la gastralgie, la constipation et autres symptômes leur faisaient cortège. Chez quelques-unes, il y avait, en même temps, de l'hystérie, du nervosisme, plus ou moins exagéré. Enfin, dans un cas, l'anémie était tellement profonde, que la malade avait des lipothymies fréquentes. Le traitement conseillé est celui des classiques : ferrugineux (protoxalate de fer, tartrate ferrico-potassique, etc.); amers (noix vomique, quassia, rhubarbe); arsénicaux (liqueur de Fowler, arséniate de soude); enveloppements froids.

Evidemment, nous comptions beaucoup, et à juste titre, sur les heureux effets de l'air marin, pour les malades qui pouvaient faire une promenade quotidienne sur la plage. Comme nous l'indiquions plus haut pour les lymphatiques, cet air constituait un stimulant, fouettant pour ainsi dire toutes les fonctions organiques, surtout les fonctions digestives; de sorte que bientôt on pouvait voir ces anémiques au teint cireux se transformer sensiblement et prendre un aspect rassurant de bonne santé.

12° En fait d'*intoxication aigue*, il s'est présenté en 1893 un cas très curieux d'empoisonnement volontaire par la *strychnine*, suivi d'ailleurs de guérison. Un jeune homme s'était injecté du sulfate de strychnine sous la peau de l'abdomen. Il avait fait dissoudre un gramme du sel dans un petit verre et s'était injecté trois seringues de la solution. Heureusement le sel ne s'était dissous qu'en partie et il en resta une assez grande quantité dans le verre et dans la seringue. Ceci se passait à 6 heures du soir. Une demi-heure après, la première crise tétanique se manifesta. Le médecin du dispensaire ne fut appelé à domicile qu'à sept heures et demie : il pratiqua quatre piqûres de morphine au 1/100 et ordonna 5 grammes de chloral ; on fit même de la chloroformisation. De sept heures et demie à huit heures et demie, trois accès : nouvelle piqûre, 2 grammes de chloral et chloroformisation pendant et entre les accès. A partir de dix heures du soir, les crises convulsives cessèrent. La nuit fut bonne, à part quelques soubresauts dans les muscles et un peu de raideur dans les membres, bientôt dissipée. Le lendemain, le malade put reprendre ses occupations.

13° *Asphyxie toxique*. Un autre cas intéressant a été celui d'une *asphyxie toxique* chez un vidangeur. Cet homme occupé à curer une fosse d'aisances, était tombé comme une masse sans connaissance. On lui fit des *inhalations d'oxygène (ballon Limousin)*. Deux jours après, il fut de nouveau sur pied.

14° Le *saturnisme* est représenté par 6 malades, ouvriers peintres et vitriers. Deux souffraient de coliques de plomb; la constipation, les douleurs dans le creux épigastrique, le liséré bleuâtre des gencives, le pouls tendu, à défaut des indications fournies par la profession, eussent assuré le diagnostic. Pour les autres, l'intoxication était chronique : douleurs ombilicales passagères, haleine désagréable, liséré, dents noires, constipation, troubles digestifs, plaques d'anesthésie.

Toutefois, nous n'eûmes pas à traiter de paralysie saturnine. Un malade, qui présentait de l'albuminurie et une hypertrophie cardiaque, devait être atteint, sans nul doute, de néphrite interstitielle saturnine.

Le traitement institué dans les cas aigus a

été le suivant : cataplasmes chauds laudanisés, injections hypodermiques de morphine, huile de ricin, tartre stibié, lait, iodure de potassium (à défaut de bains sulfureux); pour les cas chroniques : purgatifs, iodure de potassium, lait. Pour tous, nous avons insisté sur la prophylaxie : ne pas tenir les pinceaux à la bouche, ne prendre les repas qu'après un lavage soigneux des mains, etc.

15° L'*alcoolisme* n'étonne pas chez une population accoutumée à faire un usage assez fréquent d'alcools de mauvaise qualité. Beaucoup d'ouvriers et de marins ont, ici comme ailleurs, la funeste habitude de prendre l'alcool le matin à jeun.

Toutefois, il est juste de dire que le Dispensaire n'a eu qu'un faible nombre d'alcooliques à soigner. Un seul cas aigu s'est présenté : l'ivresse était développée au point d'avoir amené un délire continu à forme triste, avec tendance au coma; l'inhalation et l'absorption d'ammoniaque, et l'ingurgitation forcée d'eau tiède avec titillation de la luette pour amener les vomissements, eurent un effet salutaire. Les autres cas étaient franchement chroniques : pituite, pyrosis, gastralgie, dyspepsie, tremblement des mains, fourmillements et crampes dans les jambes, cauchemars spécifiques, le tableau était complet. Avant tout, il leur était conseillé de s'abstenir de toute boisson alcoolique ; le lait, les œufs, les alcalins — (sels de soude, de lithine), etc., quelques frictions avec le baume de Fioraventi pour les crampes, des bains de pieds, étaient les seules choses qui leur fussent permises.

II

MALADIES DU SYSTÈME NERVEUX

Les affections nerveuses sont représentées par 180 malades : c'est peut-être la catégorie la plus intéressante que nous ayons eu à soigner.

1° Au premier rang, citons les *névralgies* de toute espèce, caractérisées par des douleurs paroxystiques suivant le trajet des nerfs et non accompagnées de troubles trophiques. Sans parler de celles qui se rattachaient à des maladies générales (anémie, saturnisme, syphilis), ni des névralgies réflexes si fréquentes dans les affections viscérales (maladies utérines, par exemple), les névralgies reconnaissaient, comme étiologie, ordinairement le froid ou un traumatisme, etc.

Nous avons soigné :

a) Des *névralgies cervico-occipitales* essentielles, unilatérales et non bilatérales, comme le serait la céphalalgie occipitale dans les tumeurs du cervelet ou dans la syphilis : d'ailleurs le diagnostic s'imposait par l'exploration des points douloureux.

b) Des *névralgies faciales*, avec les douleurs classiques aux points d'émergence des branches du trijumeau. Nous ne comprenons pas dans ce groupe les *odontalgies* cédant à l'avulsion des dents malades.

c) Un cas de *névralgie épileptiforme de Trousseau* à douleurs atroces, mouvements convulsifs des muscles de la face. Après avoir essayé l'opium à hautes doses à l'intérieur, il a fallu recourir à la section des branches du trijumeau.

d) Des *névralgies cervico-brachiales*, localisées une fois à l'épaule (nerf circonflexe). Le diagnostic devait se faire avec le rhumatisme (paroxysmes, points douloureux, insensibilité à la pression des muscles, aux mouvements de l'articulation).

e) Des *névralgies intercostales* sans affections thoraciques causales, apparentes du moins.

f) Des névralgies *lombo-abdomino crurales*.

g) Des *névralgies sciatiques* très opiniâtres, dues surtout au froid humide.

Dans toutes ces formes, nous avons employé

le traitement analgésique et les révulsifs : injections sous-cutanées de chlorhydrate de morphine, liniment chloroformé, vésicatoires, sinapismes, ventouses, antipyrine, bromhydrate ou sulfate de quinine, phénacétine, acétanilide, belladone, massages, douches de vapeur, bains sulfureux ; enfin, surtout pour les sciatiques, pulvérisations de chlorure de méthyle par le *siphonage* (siphons de Galante).

2° Un cas intéressant de *névrite* du plexus brachial dû à la compression par une tumeur voisine de la colonne vertébrale, dont le diagnostic ne fut jamais nettement éclairci (on pencha pour la syphilis). A la suite de douleurs vives il se produisit une paralysie flasque. Le sirop de Gibert amena un peu d'amélioration ; on y joignit les frictions et le massage.

3° Deux cas de *zona*, l'un du plexus cervical, chez un sujet de 20 ans ; l'autre, du nerf génito-crural, chez une femme de 27 ans. Le traitement consista en : antypirine à l'intérieur ; lanoline, amidon, comme topiques.

4° C'est ici le lieu de rapporter une curieuse observation, où le diagnostic, après avoir quelque temps hésité à se prononcer pour l'atrophie musculaire progressive, s'est arrêté définitivement à une *Polynévrite alcoolique*. Il s'agissait d'un homme de 48 ans chez qui le début de l'affection remontait au mois de mars 1893. La main droite, puis la gauche, puis les deux jambes furent successivement atteintes, ce qui amena une paralysie des quatre membres avec contracture des muscles de l'avant-bras (poings fermés), d'où l'impossibilité de se nourrir.

Dans la suite, la contracture fit place à une paralysie flasque, à une impotence fonctionnelle. A l'examen : mains de singe, lésions plus marquées à droite. Atrophie des éminences thénar et surtout des interosseux et des extenseurs. Intégrité des fléchisseurs. Les muscles du bras sont amaigris, peut-être atrophiés, surtout le brachial antérieur; de même pour les pectoraux. Rien au cou, ni à l'épaule, ni au tronc. Le triceps crural est également atteint. Ce qui est étonnant, c'est une certaine trémulation des lèvres, de la langue, avec gêne et hésitation de la parole. Déglutition normale; de même pour la miction et la défécation. En résumé, on semblait avoir affaire à une atrophie musculaire progressive; mais, contre ce diagnostic, il y avait : les troubles de la parole (phénomènes bulbaires), l'évolution clinique (en un mois paralysie des quatre membres), la contracture précoce. Traitement : teinture de Baumé à l'intérieur ; essence de térébenthine en frictions.

Six semaines après, on pouvait constater une amélioration sensible : le sujet était en mesure de soulever très facilement le bras, de porter la main à la bouche et de s'alimenter. La trémulation des lèvres et de la langue avait presque disparu ; mais les mains restaient contracturées en forme de griffes. Un mois après, accentuation du mieux : toutefois, il persista une atrophie des adducteurs du pouce.

C'est cette amélioration, jointe aux résultats de l'interrogatoire et à l'existence d'une gastrite éthylique concomitante, qui a fait porter le diagnostic de *polynévrite alcoolique*.

5° Au chapitre des *paralysies périphériques*, nous avons à relever :

a) Une *paralysie du nerf facial* a frigore de moyenne intensité (asymétrie du visage, joue en voile, inerte, etc.). Un vésicatoire au voisinage de l'oreille en eut bientôt raison ; —

b) Un cas de *paralysie du nerf radial* non d'origine saturnine, traité par la faradisation ; — élément de Gaiffe. —

c) Une *paralysie du nerf cubital*, due à la compression et ayant produit la déformation caractéristique de la « main en griffe ». L'électricité fut ici également d'un grand secours.

6° Poursuivant notre relevé des affections nerveuses par les maladies de la moelle épinière, nous donnerons le résumé de l'observation d'un cas de *myélite transverse* (4 cas observés). Homme âgé de 39 ans. Parésie des deux membres inférieurs datant de 9 mois. Sensibilité au contact et à la douleur très diminuée. Retard dans la perception de la chaleur. Marche incertaine, en fauchant, à cause de la parésie. Pas d'incoordination ; pas de signe de Romberg ; pas de signe pupillaire du tabes ; réflexe rotulien très exagéré ; douleurs en ceinture. On songea, par exclusion, à la syphilis (gomme ou exostose), ce qui fit conseiller l'iodure de potassium à hautes doses ; de plus, on appliqua le long du rachis une série de cautérisations ponctuées superficielles.

Nous passerons sous silence les troubles médullaires paraplégiques chez les sujets atteints de maux de Pott. (Cf. Le travail en préparation du Dr Calot).

7° Un cas de *paralysie infantile* (myélite antérieure) chez un enfant de 22 mois. L'affection étai. arrivée à la période atrophique et avait déterminé la production de pieds bots.

On employa la faradisation en attendant que les parents consentissent à l'arthrodèse proposée.

8° L'*ataxie locomotrice* a été reconnue chez 4 malades, trois hommes et une femme, tous adultes, avec antécédents syphilitiques pour deux d'entre eux. — Nous les avons observés à la période d'état ou d'incoordination : mais l'interrogatoire révélait l'existence antérieure de douleurs fulgurantes, de crises gastriques et de troubles visuels. — Dans un cas, tous les symptômes pouvaient être étudiés aisément (ataxie des quatre membres, signe de Romberg, anesthésie plantaire, etc.); mais les réflexes rotuliens étaient conservés.

Chez un autre, il y avait une atonie vésicale et intestinale opiniâtre, qui céda à l'ergot de seigle. Comme traitement, nous avons employé les cautérisations ponctuées le long de la colonne vertébrale; le nitrate d'argent, l'iodure de potassium le bromure de potassium, l'acétanilide et l'antipyrine au moment des crises.

Voici, entre autres, l'observation d'un de ces ataxiques:

Le malade était âgé de 50 ans et exerçait la

profession de manouvrier. Légère surdité. Perte des réflexes rotuliens et pupillaires, marche indécise les yeux fermés.

La maladie débuta il y a 5 ans par des éblouissements et de la diplopie. Engourdissement de la région occipitale et inter-scapulaire. Douleurs fulgurantes dans les bras et la poitrine. Gêne et mouvements ataxiques des membres supérieurs. Démarche peu sûre dans l'obscurité. Pesanteur dans l'estomac.

On porta alors le diagnostic d'ataxie locomotrice. Et l'on prescrit la teinture de Kola, l'iodure de potassium.

Etat présent : paralysie complète des deux moteurs oculaires communs (ophtalmoplégie complète double) et du VI droit (le releveur de la paupière droit fonctionne assez bien ; à gauche il y a chute légère de la paupière) ; vue faible. Anesthésie presque complète de tout le corps, principalement de la moitié supérieure droite (dans le reste du corps, il y a sensibilité obtuse). Sensibilité tactile abolie dans les mains. La sensibilité pour le froid est conservée, celle pour le chaud est obtuse. Le sens musculaire est aboli à droite, très obtus à gauche. Ataxie très prononcé des membres supérieurs. Abolition des réflexes rotuliens ; démarche lourde, vacillante, quand les yeux sont fermés. Déviation de la tête à droite. Quand on la fait dévier à gauche, on remarque un tremblement saccadé. Déviation légère de la bouche, à droite. Les joues sont comme atrophiées, surtout la joue gauche. La mastication, au dire du malade, est lente et pénible. La miction rare et un peu difficile (le malade doit faire des efforts pour chasser le contenu de la vessie, il pisse à des intervalles très éloignées). Pas d'incontinences. Appétit faible. Pas de diarrhée, ni de constipation.

Diagnostic. — Tabes à début céphalique descendant dans la moelle, prononcé surtout dans la région supérieure de la moelle. Le côté droit est principalement atteint.

Traitement. — Seigle ergoté, 0 gr. 30 ctg. deux fois par jour, alterné avec des granules de phosphate de zinc, tous les quinze jours.

Iodure de potassium, 0 gr. 50 par jour.

16 novembre : Granules de strychnine de 0 gr. 001.

2 mars 1894 : Pas de changement bien sensible dans son état. Sensibilité toujours très obtuse et d'un degré de plus à droite. La tête

tremble dans les mouvements et pas au repos.
Les mouvements des bras et des jambes sont
incertains. Il peut tenir sa cuiller pour manger ;
mais, s'il ne la voyait pas, il la laisserait échapper.
L'ophtalmoplégie , complète au début, est
moindre pour les deux obliques des deux yeux,
pour le droit externe de l'œil gauche, pour les
deux releveurs. Les douleurs fulgurantes sont
remplacées par des tiraillements et surtout accen-
tuées dans le bras droit. La miction et les selles
ne le gênent pas.

La langue, les joues, les lèvres sont sclérosées,
blanchâtres, leucoplasiques.

La surdité est due à une otite scléreuse. La
diplopie existe encore. Les réflexes pupillaires
n'existent plus ; la pupille est très difficile à voir.
Il semble qu'il y ait un peu d'atrophie grise.

9° Dans un cas de *paraplégie complète des
membres inférieurs*, le diagnostic est resté en
suspens, faute de commémoratifs. On pensa évidemment à une myélite chronique, sans pouvoir
en déterminer la nature. Traitement : frictions
révulsives à l'essence de térébenthine. Le malade
n'est d'ailleurs plus revenu.

10° Il est étonnant que, durant plus de deux
ans, il ne se soit présenté qu'un seul cas

d'*éclampsie infantile*, indépendante d'ailleurs
d'un état pathologique nettement défini.

C'était chez un enfant de huit mois. Les convulsions, d'intensité moyenne, semblèrent jus-
ticiables d'une indigestion. Il suffit, pour les
faire cesser, d'administrer un bain chaud, un
lavement au musc et au chloral et une potion
bromurée.

11° Notons un cas d'*hydrocéphalie* chez un
enfant de 10 mois.

La circonférence de la tête mesurait 52 centimètres, en passant horizontalement par les bosses
pariétales et l'occiput. Cet enfant n'avait pas eu
de convulsions; il n'était parésié d'aucun membre; il ne pouvait pas supporter le poids de sa
tête. L'intelligence ne semblait pas obtuse
cependant. On constatait un léger strabisme
divergent. On conseilla l'essai du calomel et
l'usage exclusif du lait tout à la fois comme
aliment et comme diurétique.

12° Chez cinq autres enfants, nous avons trouvé
de la *sclérose et de l'atrophie cérébrale*. Ces
cinq malades étaient du sexe féminin. Le plus
jeune, âgé de 22 mois, présentait d'ailleurs
de la *microcéphalie*, toutes les fontanelles et
sutures étaient complètement ossifiées. Il en

résultait un arrêt de développement de l'encéphale. Pour tous ces enfants, l'affection avait débuté brusquement par des convulsions. Dès lors, les membres étaient restés paralysés complètement ou à peu de chose près. Marche nulle ou excessivement difficile; intelligence tout au moins obtuse; parole nulle. Cependant, ni les membres, ni le reste du corps n'étaient frappés d'arrêt de développement.

Un traitement empirique fut essayé, sans succès d'ailleurs : bromures de potassium, de sodium, noix vomique, iodure de potassium.

13° *La paralysie générale* (périencéphalite chronique diffuse) a été observée deux fois : 1° chez une femme âgée de 57 ans; 2° chez un homme de 34 ans.

Pour la première, l'étiologie fut impossible à déterminer; pour l'autre, on crut pouvoir attribuer ses accidents à des excès alcooliques. Tous deux étaient arrivés au même stade de la maladie et présentaient plutôt la forme paralytique que la forme délirante : inégalité des pupilles, hypochondrie, face sans expression, parole embarrassée, perte de la mémoire, faiblesse de l'intelligence, affaiblissement des membres, à aucun moment on ne constata d'ataques apoplectiformes.

Le traitement suivant fut conseillé : acide arsénieux, douches froides, strychnine.

14° C'est ici, croyons-nous, qu'il serait logique d'intercaler l'observation d'une maladie dont le diagnostic demeure encore indécis.

Il s'agit d'un homme de 55 ans, non alcoolique, sans antécédents syphilitiques acquis ou héréditaires.

En hiver 1892, après un refroidissement, le malade dut s'aliter quelques jours, sans toutefois éprouver de malaise sérieux. Puis, durant quatre mois, il fut incommodé par des bourdonnements, des bruissements dans les oreilles sans aucun autre accident à cette époque. Le rétablissement fut obtenu sans médication. En novembre 1893, apparurent les phénomènes qui l'amenèrent un an après au Dispensaire. On constata alors une déviation de la bouche avec abaissement de la lèvre du côté gauche, spasmes convulsifs des muscles de la joue droite; tic permanent à intervalles irréguliers des orbiculaires des paupières, beaucoup plus marqué à gauche (le côté droit semblant obéir à une transmission nerveuse); tremblement fibrillaire et légère

déviation à gauche de la langue, qui présentait
des traces de morsures sur le bord droit ;
effacement à droite des plis du front ; occlu-
sion incomplète des paupières du même côté.
En somme, tous signes d'une parésie faciale
droite. De plus, le sujet accusait des douleurs
dans les régions sus-orbitaire et mentonnière
(branches du trijumeau).

Au début, il était incommodé par une somnolence invincible. Actuellement, il se plaint d'in
somnie ; la vue est considérablement affaiblie :
le sujet croit voir vaciller des mouches, des
taches noires. Le champ visuel est considérablement diminué (vision centrale). L'examen ophtal-
moscopique ne révéla aucune lésion de l'œil. Cette
amblyopie entravait la marche du malade, d'où
un peu de tâtonnement, d'incoordination. Pas
de signe de Romberg. Jamais de douleurs fulgurantes. Abolition du réflexe rotulien droit.
Retard et exagération de la sensibilité dans les
membres inférieurs. Légères contractions fibril-
laires dans les mains. Audition presque entièrement abolie : la montre, mise au contact du
crâne, n'est pas entendue.

L'inspection au spéculum, dénote un peu
d'otite scléromateuse, insuffisante pour expliquer

l'étendue de la surdité. L'intelligence est parfaite. Pas de trouble de la parole. Jamais d'attaque apoplectique. Le diagnostic hésita entre une tumeur du IVme ventricule comprimant les noyaux centraux et une périencéphalite diffuse ayant respecté les lobes frontaux.

15° Sur les 3 cas de *ramollissement cérébral* que nous relevons dans notre statistique, deux étaient dus à la *thrombose* et le troisième à l'*embolie*. Celui-ci a été étudié chez un jeune homme de 22 ans.

En mai 1893, il aurait contracté une *pleuropneumonie* qui fut soignée à l'Hôtel-Dieu d'Amiens; de retour chez lui après guérison, il eut une nouvelle pneumonie. Quinze jours après le début de cette rechute, il fut pris d'une attaque apoplectique qui dura deux à trois heures, avec perte de connaissance et coma. A la suite, on constata l'existence d'une paralysie complète de toute la moitié gauche du corps, depuis l'œil jusqu'à la jambe. Il garda le lit trois mois. Puis il put commencer à marcher : d'abord avec une béquille, puis à l'aide d'une canne seulement; la faculté de mouvoir le bras et la jambe étant peu à peu revenue. Les paupières gauches étaient aussi de nouveau soumises à la volonté.

L'auscultation du cœur révéla l'existence d'un rétrécissement mitral. De plus, on constata quelques frottements péricardiques et pleuraux. Le diagnostic était intéressant : on s'arrêta à l'hypothèse d'une *embolie cérébrale infectieuse consécutive à une endocardite pneumonique*. L'aphasie manquant après l'attaque apoplectique, et d'ailleurs l'hémiphégie s'étant localisée du côté gauche, il était évident que l'oblitération artérielle avait dû se produire dans l'hémisphère droit.

Les deux autres cas de ramollissement ont été notés chez des personnes âgées, l'une franchement athéromateuse, l'autre peut-être syphilitique. Céphalalgie, vertiges, affaiblissement progressif d'un côté du corps, petites attaques apoplectiformes : tels étaient les symptômes. Traitement : iodures de potassium et de sodium, bromures, hydrothéraphie, acide arsénieux.

16° Un cas d'*hémiplégie gauche* traumatique, consécutive à une chute sur la tête, a nécessité une trépanation (voir les observations chirurgicales.)

17° Nous ne saurions passer sous silence une observation d'*épilepsie hémiplégique ou jackso-*

nienne. Le malade présentait une tête volumineuse d'ancien hydrocéphale.

Les accès convulsifs fréquents ne s'accompagnaient pas de perte de connaissance : le début se faisait par la face, puis les mouvements s'étendaient au membre supérieur et enfin au membre inférieur. Le tout restait limité au côté gauche. Dans l'intervalle, pas de parésie. L'administration de 4 gr. de bromure de potassium par jour fit disparaître tout accès, mais il survint des douleurs vives dans le genou gauche.

18° Avant d'aborder les névroses, relevons une *pachyméningite cérébro-rachidienne chronique* chez une femme de 51 ans, marchande ambulante de profession.

Bien que la famille fit remonter le début des accidents à une insolation, nous penchâmes plutôt pour l'alcoolisme chronique. Cette malade se plaignait surtout de céphalalgie persistante et de douleurs disséminées dans tout le corps. Faiblesse des jambes qui se dérobaient, surdité complète, vertiges, apathie, somnolence. Idéation très affaiblie, mais ni délire, ni tentatives de suicide, réflexes rotuliens exagérés. Tremblement rythmique de tout le corps. Fonctionnement régulier des organes.

Traitement : suppression complète de boissons alcooliques, iodure de potassium et liqueur de Fowler.

19° Bien que la *chorée* soit beaucoup plus commune chez les filles, le seul cas de *chorée essentielle* que nous ayons vu a été observée chez un jeune garçon de 11 ans. L'affection débuta en juillet 1893 ; au bout de six semaines, elle fut notablement améliorée grâce à l'*antipyrine*. Rechute en janvier 1894. Il vint au Dispensaire le 26 février suivant. A ce moment, on constate des troubles moteurs prédominant du côté droit, mais existant aussi aux membres supérieurs et inférieurs gauches. La figure ne grimaçait pas ; regard était fixe, donnant à la physionomie une expression particulière rappelant celle des hystériques. L'enfant avait eu des poussées de rhumatisme articulaire tous les ans à partir de 4 ans. Un léger souffle systolique fut diagnostiqué à la pointe. Embarras très accusé de la parole, mais réponses nettes. Traitement : antipyrine 2^{gr}50 et liqueur de Fowler VIII gouttes. Le 5 mars il revint un peu amélioré ; quant aux douleurs, on continua leur traitement avec antipyrine 4 grammes. Le 19 mars, amélioration très notable au point de vue des convulsions et de l'expression du visage. Secousses musculaires moins fréquentes, souffle cardiaque atténué. Le traitement, paraissant favorable, fut continué et amena la guérison complète.

Un autre cas de chorée compliquait l'hystérie : en d'autres termes, il s'agissait d'une *hystéro-chorée*, datant de 4 ans, chez une femme de 30 ans. Les mouvements désordonnés portaient exclusivement sur les membres supérieurs, mais ils étaient très marqués. La malade, par ailleurs, présentait tous les symptômes de l'hystérie.

Du 1er février au 8 mars, date de la guérison, on lui conseilla le bromure de potassium, seul ou associé aux autres bromures, l'antipyrine, le chloral et la liqueur de Fowler.

20° Un cas de *tic convulsif des orbiculaires des paupières*, produisant un clignotement incessant chez un garçon de 15 ans, guérit en trois semaines, sous l'effet des polybromures.

21° Une femme de 46 ans nous a fourni l'occasion de voir et de traiter la *paralysie agitante*. L'étiologie en resta indécise. Le début avait été insidieux. Tremblement continuel de toutes les parties du corps, physionomie impassible, affaiblissement des membres.

Mains déformées comme dans le rhumatisme

noueux. Engourdissement généralisé. La médication prescrite fut : bromures, liqueur de Fowler, bains sulfureux.

22° Chez un certain nombre de malades, nous avons cru, faute de symptômes suffisamment précis, pouvoir nous arrêter au diagnostic de *nervosisme*. Il s'agissait de personnes, ordinairement jeunes, fantasques de caractère, très impressionnables, sujettes aux palpitations, aux digestions irrégulières, sans lésions des organes digestifs ; quelquefois cet état se compliquait de tympanisme abdominal. Le meilleur traitement a toujours été celui-ci : poudre de valériane ou valérianate d'ammoniaque, bromure de potassium, noix vomique, liqueur de Fowler, enveloppements froids. C'est le même qui nous a réussi dans un cas d'*incontinence nocturne d'urine* par excitabilité nerveuse exagérée.

23° Une névrose assez commune a été la *neurasthénie*, atteignant aussi fréquemment, sinon plus, les hommes et les femmes. Chez tous, il était curieux de retrouver ce fonds de mélancolie, d'hypochondrie, ainsi que cette étude de soi-même poussée à l'excès, exagérant les moindres symptômes, concentrant tous les actes de la vie autour de cette idée fixe, qui fait le propre de cette affection.

Traitement : solution de tribromure de Charcot, valérianate d'ammoniaque, liqueur de Fowler, lotions froides, strychnine.

24° Les *hystériques* constituent une assez bonne partie de notre clientèle. La grande majorité appartient au sexe féminin. Cependant, nous avons deux hommes à ranger dans cette catégorie de malades. Le premier, âgé de 31 ans, se plaignait de douleurs d'estomac, de céphalées, de pesanteur sur les yeux, de malaises généraux indéfinis : il sentait, par moments, comme une boule qui lui remontait à la gorge, amenant de l'étouffement, des sueurs, des défaillances; puis survinrent de l'amaigrissement, de la perte des forces, de l'apathie. Le traitement (drap mouillé, gouttes amères de Baumé) rétablit l'équilibre de son organisme.

L'autre, âgé de 40 ans, était sujet aux vertiges, éblouissements, céphalée, sensation de froid aux pieds. Engourdissement et faiblesse des jambes; douleurs rhumatoïdes; sensation de boule hystérique; points hystérogènes; retard dans la perception des sensations.

Traitement : teinture de Baumé, lait (l'hystérie

paraissant d'origine alcoolique), drap mouillé
Un mois après, amélioration notable.

Les autres cas d'hystérie ont été observés,
pour la plupart, chez des jeunes filles à l'âge de
la puberté. Citons, entre autres, une de nos
nombreuses observations. La malade, depuis
deux ans et demi, était incommodé par des
quintes de toux subites, passagères, se repro-
duisant et disparaissant sans cause apparente. Six
mois avant de venir au Dispensaire, cette jeune
fille, âgée de 15 ans, commença à présenter des
crises avec perte de connaissance, précédées par
la sensation de boule typique, par une constric-
tion de la gorge, mais non suivies d'évacuation
involontaire d'urine. Pas d'écume à la bouche,
pas de morsures de la langue, pas de convulsions
des muscles de la face durant les attaques.
Celles-ci n'ont d'ailleurs en rien altéré le
caractère; dysménorrhée : les crises sont plus
fréquentes à l'époque des règles; hyperesthésie
ovarienne, zones hystérogènes, mastodynie
excessives; plaques d'anesthésie. Le traitement
(enveloppements froids, bromure de potassium,
antipyrine et teinture de viburnum prunifolium
associés) ont eu un heureux et rapide résultat.
Plus de crises; à peine resta-t-il un peu de
céphalée.

Nous croyons devoir signaler également un cas d'*hystérie compliquée d'hémiplégie incomplète droite* à début brusque, sans troubles de la sensibilité, chez une femme de 25 ans. Cette malade présentait de la contraction des fléchisseurs des doigts ; le réflexe pharyngien était aboli, l'ouïe diminuée à droite, etc. Après avoir essayé les bromures, on réussit, par une séance d'*hypnotisme*, à lui procurer une amélioration très notable.

Souvent nous avons constaté que l'hystérie était compliquée d'anémie.

Dans tous les cas, voici les médications qui nous ont le mieux réussi : bromures seuls, ou plutôt associés au viburnum ; valérianate d'ammoniaque, antipyrine, liqueur de Fowler ; ablutions froides, etc.

25° Il nous reste enfin à ajouter à cette longue liste l'*épilepsie*, qui se trouve représentée par 5 malades (3 hommes et 2 femmes).

Inutile de décrire les symptômes qu'ils présentaient, tant durant les attaques, qu'en dehors d'elles. Toutefois nous donnerons, en résumé, l'observation d'un cas de *petit mal*.

Femme de 32 ans, souffrant de la tête depuis deux ans, avec aggravation depuis un an ; cette céphalée occupait surtout le vertex, survenant par crises aussi bien le jour que la nuit, avec bourdonnements d'oreilles et une espèce de paralysie du bras gauche. Il lui arrivait souvent d'avoir des absences de courte durée et de divaguer. Jamais de perte de connaissance. Pas de signes apparents de syphilis.

Traitement prescrit à nos épileptiques : bromures à hautes doses, belladone, hygiène rigoureuse.

III

AFFECTIONS DE L'APPAREIL

RESPIRATOIRE

Sous ce titre, nous avons 260 cas à enregistrer et plus de 500 consultations.

1° Nous ne parlerons pas des *coryzas* réservés à la consultation spéciale. Indiquons seulement en passant **2** cas d'*épistaxis postérieure* chez des anémiques, que l'on tarit grâce à des gargarismes d'alun, des insufflations de sousnitrate de bismuth et une potion à l'ergotine et au ratanhia.

2° Contentons-nous aussi, pour la même raison, de mentionner quelques rares *laryngites catarrhales et tuberculeuses*. Un fait mérite toutefois d'être mis en relief : c'est l'existence d'une *laryngite catarrhale simple* chez un tuberculeux.

3° La *trachéite* n'a guère été observée que

2 fois avec tous ses symptômes (mouvement fébrile, cuisson le long de la trachée, quintes de toux rauques, puis expectoration de crachats muco-purulents. Rien à l'auscultation. Vésicules d'herpès autour de la bouche. Embarras gastrique. Des applications locales de teinture d'iode et une potion calmante à l'aconit suffirent pour enrayer l'inflammation.

4° La *bronchite catarrhale aiguë*, sauf dans les quelques grippes et rougeoles, a toujours été primitive et due au refroidissement. Nous n'avons, en aucune circonstance, rencontré quelque chose de spécial du côté de la symptomatologie : fièvre, embarras gastrique, quintes de toux pénibles, endolorissement du diaphragme, râles sonores, sibilants et ronflants dans les deux temps de la respiration, puis, après quelques jours, râles humides, disséminés des deux côtés prédominants aux bases et en arrière, en même temps qu'une expectoration muco-purulente. Les quelques sujets atteints de bronchite unilatérale ont été reconnus tuberculeux, grâce aux symptômes généraux, à la persistance des accidents et à leur localisation aux sommets.

Le traitement se bornait à la révulsion (sinapismes, vésicatoire volant) : on administrait, en outre, de l'antipyrine, de la teinture d'aconit, un peu de poudre de Dower ; contre la toux, le lait, le sirop diacode, l'extrait thébaïque, la terpine. Enfin, dans les formes généralisées plus profondes, nous prescrivions toujours un vomitif : ipéca ou kermès.

5° Il n'y a que 3 cas de *broncho-pneumonie* à relever : ce qui s'explique aisément, étant donnée l'absence que nous signalions de toute épidémie de grippe, de rougeole, à Berck, durant ces deux dernières années. D'ailleurs, dans deux cas, l'affection consécutive à l'extension d'une bronchite généralisée a été de moyenne intensité, la fièvre ne dépassant guère 39°5 et la dyspnée ne présentant jamais rien d'inquiétant. Pour le troisième, la broncho-pneumonie était survenue chez un enfant à la suite d'une coqueluche ; elle affecta plutôt une marche subaiguë ; sa durée, dépassant la moyenne de deux semaines, atteignit près de deux mois.

Nos trois malades guérirent sans complications, grâce au traitement ordinaire : vomitifs répétés (ipéca, kermès, oxyde blanc d'antimoine), à l'application de vésicatoires volants, à l'emploi de stimulants (alcool, acétate d'ammoniaque), du lait comme boisson et alimentation tout à la fois. Contre la toux nous préférions l'eau de laurier-cerise.

6° En fait de *bronchites chroniques*, nous en notons dans la statistique, de deux espèces. La plupart des cas relèvent de la *forme simple* et ont été observés chez des personnes âgées : râles sonores, sibilants, ronflants, et râles muqueux, toux grasse, expectoration abondante surtout le matin ; mais, chose curieuse, nous n'avons eu aucun bronchitique arrivé à la période de dilatation du cœur droit. Signalons un cas de bronchite chronique simple chez un enfant de 10 ans, survenu à la suite d'une rougeole et sans tuberculose.

Chez un seul sujet, c'est la forme dite *bronchite fétide* qu'il a fallu soigner. Il s'agissait d'un vieillard débile, crachant difficilement et dont l'haleine et les rares expectorations présentaient une odeur repoussante. Les signes stéthoscopiques permirent d'écarter l'hypothèse d'une gangrène du poumon ou d'une dilatation des bronches.

Le traitement, dans ce dernier cas, a été l'emploi de terpine, d'eucalyptus et de térébenthine en capsules (procédé Trousseau), dans les autres, l'usage d'arsenic (liqueur de Fowler), fois. Contre la toux nous préférions l'eau de laurier-cerise.

6° En fait de *bronchites chroniques*, nous en notons dans la statistique, de deux espèces. La plupart des cas relèvent de la *forme simple* et ont été observés chez des personnes âgées : râles sonores, sibilants, ronflants, et râles muqueux, toux grasse, expectoration abondante surtout le matin ; mais, chose curieuse, nous n'avons eu aucun bronchitique arrivé à la période de dilatation du cœur droit. Signalons un cas de bronchite chronique simple chez un enfant de 10 ans, survenu à la suite d'une rougeole et sans tuberculose.

Chez un seul sujet, c'est la forme dite *bronchite fétide* qu'il a fallu soigner. Il s'agissait d'un vieillard débile, crachant difficilement et dont l'haleine et les rares expectorations présentaient une odeur repoussante. Les signes stéthoscopiques permirent d'écarter l'hypothèse d'une gangrène du poumon ou d'une dilatation des bronches.

Le traitement, dans ce dernier cas, a été l'emploi de terpine, d'eucalyptus et de térébenthine en capsules (procédé Trousseau), dans les autres, l'usage d'arsenic (liqueur de Fowler), d'iodure de potassium, d'expectorants (kermès en pastilles), de potions calmantes, de terpine.

7° L'*emphysème pulmonaire* accompagnait la plupart des bronchites chroniques ; d'autre part nous l'avons rencontré isolé chez des arthritiques. Nous ferons la même remarque que ci-dessus, savoir que nous n'avons pas relevé de dilatation du cœur droit par gêne respiratoire. Les symptômes ne présentaient d'ailleurs rien de saillant : poitrine globuleuse, sonorité thoracique exagérée, expiration rude et prolongée, murmure vésiculaire très affaibli, dyspnée et essoufflements habituels, etc.

Pour prévenir l'étendue des lésions du chef de la toux, nous prescrivions le sirop diacode, la teinture d'aconit. Contre les lésions elles-mêmes, c'est aux iodures de potassium et de sodium à faible dose, ainsi qu'à la liqueur de Fowler, que nous nous sommes adressés de préférence. Pour faciliter la respiration, et par là activer la nutrition générale, nous avions à notre disposition les ballons d'oxygène Limousin, qui nous permettaient de pratiquer des inhalations dont l'effet fut toujours salutaire.

8° Nous n'avons à enregistrer que deux cas de *coqueluche* chez des enfants. Dans un cas, la marche et les symptômes ont été classiques : début par bronchite, puis quintes de toux caractéristiques, etc. Le second cas a été malheureusement plus intéressant : sur la coqueluche s'est greffée, comme complication une violente bronchite, généralisée aux deux poumons, et la mort n'a pas tardé à survenir à la suite de convulsions.

Traitement employé : ipéca, cataplasmes sinapisés, bromure de potassium, antipyrine et eau de laurier-cerise associés, belladone, eucalyptus, etc.

9° L'*asthme essentiel* n'a été diagnostiqué qu'une seule fois chez une femme de **28** ans. Elle était sujette à des accès très pénibles et fréquents de dyspnée ; pas de troubles hystériques, de crampes d'estomac, de toux nerveuse, pas de signes de tuberculose, rien ni du côté du cœur, ni des urines. On lui recommanda les cigarettes de datura stramonium, le cannabis indica, l'iodure de potassium.

10° Nous relevons encore dans la statistique trois cas d'*adénopathie trachéo-bronchique*, d'origine syphilitique pour l'un, tuberculeuse pour le second, consécutive à la coqueluche pour le troisième.

Les symptômes étaient très nets et imposaient le diagnostic : dyspnée par compression, toux quinteuse, coqueluchoïde, pâleur de la face, bouffissure, matité interscapulaire, diminution de murmure respiratoire.

Contre les quintes de toux, la belladone, le bromure de potassium entre autres, nous ont paru le mieux réussir. De plus, nous prescrivions l'iodure de potassium, la teinture d'iode, à l'intérieur, l'huile de foie de morue pour le petit tuberculeux, des frictions à l'onguent mercuriel pour le syphilitique, en outre, la liqueur de Fowler et une alimentation tonique.

Deux enfants arrivèrent à la guérison ; le troisième, miné par la phtisie, ne fit que s'affaiblir progressivement, les parents ne l'amenèrent plus à la consultation ; il n'a pas tardé probablement à succomber à la marche envahissante de ses tuberculoses pulmonaire et ganglionnaire.

11° Si la *congestion pulmonaire* a pu accompagner quelques cas de rougeole, de fièvre typhoïde, de lésions cardiaques, il convient d'observer que nous en avons eu des formes idiopathiques, sortes de pneumonies abortives : fièvre intense, point de côté, frisson violent, dyspnée, toux, matité plutôt limitée aux bases : râles fins et souffle ; durée ne dépassant pas quatre à six jours. La guérison a été promptement acquise à l'aide de vomitifs (ipéca, tartre stibié), d'application de ventouses ; puis, grâce à l'emploi de belladone, de sirop de Tolu, d'aconit, d'eau de laurier-cerise, de bromure de potassium.

12° Trois cas de *pneumonie aiguë* ont été traités chez des hommes à la suite d'un refroidissement. Deux fois la base droite fut intéressée ; une seule fois, le sommet droit présenta également des lésions. Nous n'insisterons pas sur la marche de l'affection : violent frisson du début, fièvre intense, point de côté très pénible, dyspnée extrême, crachats rouillés ; matité au niveau du point atteint, râles crépitants, souffle, etc.

La terminaison s'est faite par résolution franche. Toutefois, nous devons remarquer que, dans un cas, il y a eu complication de pleurésie, et l'on eut affaire à une pleuro-pneumonie, qui n'a d'ailleurs pas tardé non plus à guérir.

L'alcool à haute dose, l'extrait de quinquina, quelques vésicatoires volants vers la fin, avec administration de kermès : telle fut la médication suivie. Nous ne parlerons pas des soins hygiéniques auxquels nous attachions la plus grande importance.

13° Avant d'aborder le relevé des tuberculeux, il nous reste à signaler quelques cas de pleurésie aiguë franche. Chez tous, il semblait que l'affection fût subordonnée à l'influence d'un refroidissement : d'ailleurs, il nous a été impossible de déterminer la présence d'une tuberculose. Dans deux cas, la pleurésie est restée sèche; dans les autres, il s'est produit un épanchement d'importance variable.

Fièvre avec frisson, pouls accéléré, point de côté, dyspnée, voussure d'un côté de la poitrine, diminution des vibrations thoraciques, matité à la percussion, bruit de frottement, diminution du murmure respiratoire, souffle dans les formes à épanchement, égophonie, pectoriloquie aphone : rien ne manquait du côté de la symptomatologie.

Pour les formes sèches, nous avons recommandé l'application de vésicatoires volants, le repos absolu au lit, l'usage exclusif de lait et de chiendent nitré et l'emploi d'un purgatif salin.

Pour les autres, il a fallu, à plusieurs reprises, pratiquer la thoracentèse à l'aide de l'appareil aspirateur de Potain, sans complication opératoire aucune.

Quant aux *pleurésies purulentes*, elles ont toutes été traitées chirurgicalement (cf. observ. chirurg.).

14° La *tuberculose pulmonaire* fait peu de victimes dans la population berckoise, s'il faut s'en rapporter à ce que nous montre la pratique du Dispensaire. En effet, bien que durant l'année 1893 nous ayons eu un nombre assez élevé de phtisiques à soigner, la plupart étaient venus de communes plus ou moins éloignées, Berck n'entrant en ligne de compte que pour 5 ou 6 malades. Ce fait n'étonnera pas, si l'on songe que la plupart des causes prédisposantes manquent ici : un air pur, aussi pauvre en microbes que possible (1.800 par mètre cube, au lieu de 23.000 à Paris), une alimentation riche en principes azotés et phosphorés (poissons) donnent aux organismes plus de résistance contre l'infection.

Nous devons aussi, à propos de la phtisie, faire une remarque intéressante. Il est certain que cette affection, traitée à Berck même, donne de meilleurs résultats qu'ailleurs, pour cette seule raison que l'air marin vient ajouter son action vivifiante et tonique au traitement et à l'alimentation. Toutefois, il ne faut pas que les malades soient exposés directement aux effluves salins, dans le voisinage trop immédiat de la mer; car l'effet produit alors est absolument inverse : il semble que l'affection reçoive un coup de fouet, par l'action d'un air trop énergique et des lésions jusque-là silencieuses se réveillent pour exercer des ravages redoutables par leur marche rapide. Chose curieuse ! il suffit d'une distance de 500 à 600 mètres au plus de la mer pour que le tableau change et reprenne un aspect plus rassurant.

La possession d'un laboratoire annexé au Dispensaire a permis, dans bon nombre de cas, de confirmer ou de mettre en échec les diagnostics cliniques de phtisie. La recherche des bacilles dans les crachats se pratique, en effet, couramment et permet ainsi d'asseoir un diagnostic parfois délicat sur une base certaine.

Une dernière remarque générale que nous tenons à faire, c'est que, pour tous les phtisiques soignés par nous, il est pris note du poids à diverses époques, de façon à pouvoir être renseigné plus exactement sur leur état de santé générale.

Avant tout, notons trois cas de *phtisie aiguë*, suivis évidemment de décès, chez un enfant et deux adultes. Fièvre atteignant 40°, amaigrissement, toux sèche, langue saburrale, constipation, râles muqueux, fins, prédominants aux sommets : tels étaient les symptômes qu'on observait. Dans un cas, qui d'ailleurs n'a duré que huit jours, on avait affaire à la forme typhoïde avec délire, stupeur, fièvre continue, langue fuligineuse, etc. Le traitement s'est attaché à combattre la fièvre : sulfate de quinine, salicylate de soude, antipyrine ; l'adynamie : quinquina, vin, et la congestion secondaire : ventouses sèches.

La plupart des *phtisies chroniques* ont été observées chez des personnes de souche manifestement tuberculeuse ; pour les autres, l'affection se déclarait à la suite d'une pleurésie, de la rougeole, de la scarlatine, etc. Si la grande majorité comprenait des individus de 20 à 30 ans, nous avons toutefois pu traiter quelques enfants de 4 à 10 ans atteints de tuberculose pulmonaire.

Nous avons vu la phtisie à ses différentes périodes. Les uns présentaient à peine un peu de *bronchite unilatérale suspecte*, avec accentuation des phénomènes du côté du sommet ; les autres, outre l'anémie, l'amaigrissement, les

excessivement pénible, amaigrissement et cachexie, etc.

Chez une jeune fille de 17 ans, il s'était produit de la *phlegmatia alba dolens* du membre inférieur gauche par thrombose marastique. Traitement : enveloppement ouaté, repos absolu au lit.

Toutes ces tuberculoses ont été traitées par une alimentation soignée, complétée par l'huile de foie de morue, l'alcool, l'arsenic (liqueur de Fowler, arséniate de soude) ; des pointes de feu, des vésicatoires, des ventouses, et la teinture d'iode comme révulsifs ; le sulfate de quinine et l'antipyrine, les granules d'atropine contre les sueurs ; l'ergotine, le ratanhia, les boissons froides, le repos complet contre les hémoptysies, créosote, associée à l'iodoforme en pilules, ou, en cas d'intolérance gastrique, administrée en lavements ; opiacés, aconit, chloral comme calmants, etc.

IV

MALADIES DE L'APPAREIL

CIRCULATOIRE

Ce genre d'affections a été assez rarement observé au Dispensaire : à peine avons-nous une cinquantaine de cas à signaler.

1° A propos du rhumatisme aigu, nous avons déjà fait ressortir l'absence de complications cardiaques chez les rares malades de ce genre que nous ayons vus au Dispensaire : ceci nous explique pourquoi la statistique reste muette en ce qui concerne la *péricardite*.

2° Sans parler de l'hypertrophie cardiaque secondaire consécutive aux lésions valvulaires, à l'athérome artériel, ou à la néphrite interstitielle, nous tenons à signaler deux cas d'*hypertrophie essentielle du cœur* chez des adolescents. Le début, brusque chez l'un, avec violentes palpitations à la suite d'une grande fatigue, a été insidieux chez l'autre.

D'ailleurs, les symptômes étaient les mêmes dans les deux observations : intensité du choc cardiaque, augmentation de la matité précordiale, voussure, gêne dans la poitrine, tension artérielle exagérée, pesanteur de tête, superficialité des bruits, pas de signes de lésion orificielle, pas d'antécédents infectieux.

Le traitement s'est borné à des prescriptions hygiéniques : abstention de fatigues, d'excès, de boissons excitantes (thé, alcool, café), d'exercices violents. Toutefois, nous y avons adjoint la teinture de digitale et l'iodure de fer.

3° *L'endocardite aiguë* a fait complètement défaut ; d'autre part, la forme chronique avec *lésions valvulaires* compte bien peu de malades. Les quelques sujets de cette catégorie étaient d'anciens rhumatisants ou d'anciens athéromateux : aucun ne nous est arrivé à la période d'asystolie. Chez tous, il existait un peu de gêne précordiale, avec palpitations assez fréquentes et des symptômes de congestion pulmonaire (dyspnée), cérébrale (insomnie, etc.), gastrique (dyspepsie, etc.)

Nous avons d'abord à relever deux cas de *rétrécissement aortique* pur avec ses signes spéciaux : souffle dur au premier temps et à la base, avec propagation vers l'aorte, hypertrophie considérable du cœur, pouls petit et régulier, vertiges fréquents. L'un d'eux se plaignait de violentes douleurs rétro-sternales survenant par crises, avec dyspnée. Le plexus cardiaque était, sans nul doute, intéressé.

Dans quelques aortites chroniques que nous retrouverons plus loin, il y avait une *insuffisance aortique* manifeste, comme le démontraient amplement l'existence d'un souffle doux diastolique à la base avec propagation vers l'aorte, le pouls bondissant du type de Corrigan, la production de pouls capillaire, l'hypertrophie rapidement énorme du cœur, les vertiges, etc.

Comme il arrive fréquemment, les deux cas de *rétrécissement mitral* traités ici avaient atteint deux femmes ; la prédisposition du sexe féminin à cette affection est classique d'ailleurs. Les signes n'offraient rien de particulier : pouls petit et régulier, frémissement cataire diastolique de la pointe, dédoublement du deuxième temps à la base, souffle diastolique à la pointe et présystolique, etc.

Enfin, il y a eu 4 cas *d'insuffisance mitrale*, diagnostiqués grâce à l'existence d'un souffle systolique intense à la pointe, d'un renforcement du deuxième ton, d'irrégularités et d'intermittence du pouls et de signes de congestions viscérales, surtout pulmonaire.

Inutile de nous arrêter plus longuement sur d'autres cardiaques affectés de doubles lésions orificielles. Dans un cas, chez une femme, il y avait *insuffisance mitrale et rétrécissement aortique* (congestion des deux bases, oppression, dyspnée, souffle doux à la pointe au premier temps avec propagation dans l'aisselle, souffle rude très intense au premier temps au foyer aortique, pouls mitral, cœur très hypertrophié, foie volumineux débordant d'un travers de doigt et demi le rebord costal; pas d'albuminurie, pas d'œdème des jambes, phénomènes vagues d'angine de poitrine). Il est clair que des combinaisons pareilles de lésions ne peuvent qu'aggraver la situation du malade.

Dans ces différentes circonstances, nous nous sommes trouvés assez bien de la digitale sous forme d'infusion de feuilles fraîches et de digitaline. Nous avons aussi prescrit les iodures de sodium et de potassium, le régime lacté, le repos le plus complet que possible, la convallaria maialis, le bromure de potassium.

4° Il s'est présenté un cas de *cyanose* ou

maladie bleue. C'était chez un enfant du sexe masculin, qui, depuis sa naissance, offrait les symptômes que nous avons pu découvrir chez lui : teinte bleuâtre des lèvres, du nez, de la langue, du pharynx, des doigts, coloration s'accentuant dans les efforts, les cris, dyspnée assez remarquable, sans lésion bronchique, refroidissement important (36°). Toutefois il a été absolument impossible de rien découvrir au cœur : la persistance du trou de Botal, pour beaucoup d'observateurs, serait d'ailleurs incapable de déterminer un bruit de souffle.

Comme médication : un peu d'iodure de sodium, régime lacté. Malheureusement, nous ne savons pas ce qu'est devenu cet enfant.

5° Il serait superflu de constituer un groupe spécial de tous les malades ayant présenté des palpitations ; en effet, pour la grande majorité, ce n'était qu'un accident sous la dépendance d'un état morbide, soit local (affections valvulaires, etc.), soit général (anémie, chlorose). Cependant, chez deux sujets hystériques, les *palpitations nerveuses* tenaient le premier plan : de là une anxiété des plus pénibles. Il était facile d'observer chez eux l'existence d'intermittences vraies du pouls correspondant à des absences de systole. Rien au cœur. Les palpitations survenaient par crises, sans motif apparent.

Traitement : hydrothérapie, bromures, arsenic.

6° Nous n'avons constaté qu'un seul cas de *goître exophthalmique*. Il s'agissait d'une femme de 26 ans, en état de grossesse, de tempérament nerveux. Le cœur battait 132 fois par minute (tachycardie), mais les pulsations étaient régulières. Légère hypertrophie cardiaque. Vaisseaux du cou dilatés, turgescents, avec souffles à l'auscultation. Pouls radial petit. Accroissement de volume du corps thyroïde formant tumeur à la face antérieure du cou et produisant par compression un léger degré de dyspnée. Exophthalmie moyenne, sans lésions de la cornée. Pas d'albumine dans les urines. On eut recours au bromure de potassium, à l'iodure de sodium et à la liqueur de Fowler.

Après l'accouchement, qui survint quelque temps après que nous eûmes vu la malade au Dispensaire, le goître disparut peu à peu et bientôt la guérison fut complète : l'influence heureuse de la grossesse sur la marche de cette affection est bien connue d'ailleurs (Charcot).

7° Signalons quelques *artérioscléroses* généralisées, sous la dépendance de l'âge et d'habitudes alcooliques. Comme c'est la règle, la circulation cérébrale se faisant avec moins de facilité, on pouvait noter de la tendance au vertige, des éblouissements ; de plus, il y avait de la néphrite interstitielle, de l'hypertrophie du ventricule gauche, etc. Dans deux cas, le processus avait profondément atteint le tissu du cœur et les orifices ; de là, myocardite chronique (bruits sourds, intermittents) et lésions valvulaires.

Comme médication, on conseilla l'iodure de potassium, en recommandant d'ailleurs d'éviter tout excès et toute émotion vive.

8° Nous avons détaché du groupe précédent trois observations d'*aortite chronique*, plus accentuée au niveau de la crosse. Les signes physiques étaient les suivants : submatité sur le bord droit du sternum ; souffle systolique, éclatant. Dilatation de la crosse ayant amené une fois une surélévation très appréciable de la sous-clavière, etc.; les malades se plaignaient de crises intermittentes, de douleurs rétro-sternales accompagnées de tout l'appareil symptomatique de l'angine de poitrine.

On prescrivit également l'iodure de potassium et l'iodure de sodium.

9° En parlant des tuberculeux, nous avons déjà mentionné un cas de *phlegmatia alba dolens* par thrombose marastique : l'enveloppement ouaté et l'immobilisation absolue au lit permirent d'en amener la résolution, bien qu'ordinairement cette affection soit d'un pronostic grave.

10° Il nous reste à signaler les malades atteints de *varices des jambes*. Nous avons rangé celles-ci parmi les affections médicales des voies circulatoires en raison de l'abstention de tout traitement chirurgical.

Chez les uns, les varices étaient très apparentes, superficielles en amas et en cordons bosselés. Chez d'autres, elles étaient profondes, se manifestant par des crampes, des douleurs vagues, un peu d'œdème (sans qu'il y eût d'albumine dans les urines).

A tous, nous recommandions l'usage constant de bas en tissu élastique. Nous avons essayé à deux reprises l'extrait d'hamamelis virginica, sans avoir de succès.

V

AFFECTIONS MÉDICALES

DE L'APPAREIL URINAIRE

Une vingtaine de cas à peine doivent être rangés dans ce groupe.

D'une façon générale, tant pour les affections rénales, vésicales, que chez les cardiaques, saturnins, etc., ou encore chez tous les malades prêts à subir une intervention chirurgicale, il est procédé à *l'examen aussi complet que possible des urines*. Une série de tubes à essai, des papiers filtres, une lampe à alcool, de l'acide azotique, de l'acide acétique, un tube gradué d'Esbach avec son réactif, la liqueur de Fehling ou cupro-potassique sont constamment employés pour rechercher et doser l'albumine et le sucre dans les urines.

Le microscope du laboratoire facilite d'autre part l'étude des sédiments organisés : pus, cellules épithéliales, sang, cylindres urinaires, etc.

De sorte, qu'à part le dosage de l'urée, qui demande une manipulation plus complexe, les urines sont aisément analysées.

1° Il ne s'est présenté que trois cas de *néphrite aiguë infectieuse*, que l'on attribua au froid, à défaut d'autre étiologie plus nettement établie. Une seule fois, les symptômes du début furent bien dessinés : fièvre intense, nausées, douleurs rénales. Quoi qu'il en soit, à leur. arrivée au Dispensaire, les malades se plaignaient d'œdème des jambes ; chez l'un d'eux, l'œdème était généralisé, très considérable et avait même atteint la glotte, produisant de la dyspnée avec spasmes de suffocation, des douleurs pendant la miction et des envies fréquentes d'uriner. Le teint était blafard : cependant on n'observa pas d'œdème des paupières. Céphalée, nausées, vomissements, diarrhée, sécheresse de la langue : tous ces accidents complétaient le tableau clinique. Du côté du cœur, nous ne trouvâmes que des intermittences, sans lésions organiques. Les urines étaient rares, troubles, sédimenteuses, contenaient de l'albumine, des globules, des cellules épithéliales et des cylindres.

La guérison fut complète sous l'effet du traitement suivant : repos, ventouses scarifiées, eau-de-vie allemande, régime lacté absolu.

2° Le mal de Bright a été assez rarement observé à notre consultation. Nous n'avons soigné, en effet, que cinq ou six cas de *néphrite interstitielle*. A part un malade, dont l'affection avait débuté par une attaque aiguë avec frissons violents, léger ictère, fièvre, douleurs rénales quelques mois auparavant, les autres nous semblèrent devoir leur état à l'alcoolisme. D'ailleurs, chez tous, les symptômes étaient semblables. Outre de la dyspepsie, de la céphalée, un sentiment de faiblesse avec incapacité pour tout travail, ils accusaient surtout des envies très fréquentes d'uriner, les forçant à se lever plusieurs fois la nuit (polyurie et pollakyurie).

Quant à l'œdème, à peine, chez quelques-uns, s'en montrait-il au pourtour des malléoles.

L'examen du cœur fit toujours découvrir de l'hypertrophie avec bruit de galop. Les urines, outre l'augmentation de quantité, étaient pâles, contenant de l'albumine, mais en proportions variables, comme le démontrait l'examen pratiqué à diverses époques.

Enfin, du côté de la vue, les malades se

plaignaient de sensations incommodes, de taches, d'éclairs, etc., enlevant à la vision beaucoup de sa netteté. Le phénomène dit « *du doigt mort* » n'a été contrôlé que deux fois.

Le traitement qui paraissait le mieux enrayer la marche de la sclérose, était peu compliqué : régime lacté intégral, eau-de-vie allemande, iodure de sodium et quinquina.

3° Nous signalerons incidemment un cas de *rein mobile*. L'ectopie était unilatérale, droite comme de coutume, chez une femme qui avait eu plusieurs grossesses et qui était neurasthénique. Elle se plaignait surtout de douleurs vives avec paroxysmes ou coliques dans le flanc droit et la région lombaire. Pas de troubles dans la miction. Symptômes hystériques. La palpation méthodique, tant dans la position dorso-obstétricale que dans la position genu-pectorale, permit de reconnaître le déplacement du rein, grâce à la forme caractéristique et à la mobilité spéciale de la tumeur qu'il constituait sous le rebord costal droit.

On essaya, au début, le repos au lit, avec extrait thébaïque, puis l'usage d'une ceinture hypogastrique de Glénard.

Plus tard, on dut pratiquer la néphrorraphie (cf. les observations chirurgicales).

4° Terminons en citant plusieurs *cystites*. Les unes, *aiguës*, étaient secondaires et dues à la propagation d'une blennorrhagie; les autres, *chroniques*, affectaient des hommes et reconnaissaient pour cause des prostatites de vieille date.

Dans le premier cas, ce qui dominait, c'était le ténesme vésical avec besoins impérieux et très fréquents de la miction, les douleurs dans l'évacuation des dernières gouttes d'urine, un peu de ténesme rectal, mais le tout sans fièvre et sans autre modification de l'urine que la présence de mucus et de quelques globules de pus.

Dans le second cas, les malades accusaient plutôt de la gêne et de la pesanteur; l'urine, par contre, était trouble, ammoniacale, à réaction alcaline; l'état général était peu brillant: inappétence, pâleur, insomnie.

Toutefois, dans aucune circonstance, nous n'avons pu poser le diagnostic de cystite tuberculeuse : l'absence de bacilles et de sang dans les urines, la non-persistance des douleurs après la miction, nous parurent même, en dehors de la marche générale de la maladie, suffisants pour nous arrêter à notre première opinion.

Aux formes aiguës, qui d'ailleurs étaient légères, nous opposâmes le repos complet avec diète, grands bains, injections antiseptiques, solutions boriquées pour lavage de la vessie ; usage de salol à l'intérieur. Aux formes chroniques : le régime lacté, le salol, l'abstention d'excitants, l'acide benzoïque, les lavages vésicaux à l'eau bouillie.

VI

AFFECTIONS DE LA PEAU

Le groupe de malades qui nous intéresse dans ce chapitre, n'est certes pas, comme on le verra, un des moins curieux, ni des moins variés. La plupart des affections cutanées communes, sinon toutes, ont défilé devant nos yeux, et parfois même sous des formes frappantes.

Cependant, il ne faudrait pas croire que le nombre des cas eût été considérable. Au contraire, bien qu'à Berck, toutes les conditions favorables à l'éclosion des maladies de la peau soient réunies (alimentation : poissons, coquillages ; action de l'eau salée, de l'air marin chargé de sel), il nous semble avoir observé, au Dispensaire, moins de sujets de ce genre que dans les cliniques des villes situées plus avant dans le continent. D'autre part, la marche, la durée, le traitement, ne paraissaient influencées en rien par ces mêmes conditions.

Disons de suite que le chiffre des malades arrive à près de 200.

1° En première ligne, nous pouvons citer les cas d'*acné simple ou inflammatoire* localisée à la face et au dos.

Les sujets atteints étaient des jeunes gens, les uns dyspeptiques, les autres en évolution génitale (puberté). La marche n'offrait rien de spécial : à une papule rougeâtre succédait une pustule, puis une croûtelle, et enfin la guérison par cicatrice peu appréciable. Toutefois, nous relevons une observation d'*acné rebelle de la face* où tous les traitements internes et externes ont échoué. La thérapeutique que nous avons suivie dans tous les cas a eu pour but avant tout de modifier, chez les uns, l'état pathologique des voies digestives (benzonaphtol, magnésie calcinée, etc.), chez les autres, l'état constitutionnel (arsenic, liqueur de Fowler, etc.).

Le traitement externe se formulait comme suit : lavages et frictions avec du savon au goudron, lotions au sublimé, teinture d'iode, pommades à l'oxyde de zinc et à la résorcine.

2° Qu'il nous suffise de noter au passage quelques cas d'*acnés ponctuées* ou *comédons* (vers de peau du vulgaire), traitées par l'avulsion mécanique à l'aide des ongles et par des lavages au borate de soude.

3° Un seul cas d'*ecthyma* fut traité au Dispensaire. C'était chez un enfant de constitution débile : les pustules étaient discrètes et occupaient surtout les deux membres inférieurs.

Traitement : cataplasmes d'amidon pour amener la chute des croûtes, puis lavages répétés au sublimé et emploi d'iodoforme.

4° *L'eczéma* a été, ici comme ailleurs, l'affection cutanée la plus fréquente et, en même temps, la plus tenace.

a) *Eczéma du cuir chevelu*. Quelques cas, les uns *séborrhéiques*, les autres *suintants*, tous avec desquamation importante. Traitement : cataplasmes d'amidon, pommades à l'ichthyol ou à l'oxyde de zinc et à l'acide salicylique.

b) *Eczéma de la face* en totalité ou localisé aux oreilles, au front, aux yeux (eczéma ciliaire), au nez (chez des scrofuleux), aux lèvres. Le plus souvent on avait affaire à de l'eczéma impétigineux. Traitement employé : cataplasmes d'amidon, lavages à l'eau tiède, pommades, soit au précipité jaune et huile de cade, soit à l'oxyde de zinc, soit au sous-nitrate de bismuth.

c) *Eczéma des bourses*. Un cas paraissant dû à

l'équitation. Suintement abondant, sensation de cuisson très pénible. Traitement : suspensoir en toile caoutchoutée, poudres à l'oxyde de zinc, talc et amidon.

d) Eczéma des jambes. Nous n'en avons observé de spécimens que chez des variqueux. Traitement : repos au lit, pommade à l'ichthyol.

e) Eczéma généralisé. Un seul cas, où la face, les jambes, les cuisses, les poignets, etc., étaient envahis depuis longtemps (plus de trois ans); le malade, en raison des grattages, présentait en outre, comme complications, des lésions ecthymateuses et impétigineuses.

Dans toutes les formes, nous avons insisté, outre le traitement externe local (oxyde de zinc, ichthyol, menthol, précipité jaune, huile de cade, etc.), sur l'hygiène générale du malade (abstention d'alcools, de thé, de café, d'épices, etc.). La liqueur de Fowler, pour les formes chroniques seulement, l'iodure de fer, les alcalins; voilà toute la médication interne prescrite.

5° Sans parler des érythèmes infectieux (roséole syphilitique, taches rosées typhiques, etc.), nous croyons devoir citer un cas *d'érythème saisonnier*, apparu en été sous forme de petites taches rosées et traité par l'emploi de glycérolé d'amidon.

Signalons aussi quelques exemples *d'érythème variqueux*, où le sous-nitrate de bismuth avec amidon a donné d'heureux résultats.

6° Sur les trois sujets atteints de *favus* (teigne faveuse) et qui, tous trois, étaient venus de communes éloignées de Berck, deux avaient la totalité du cuir chevelu envahie, les lésions s'étendant même jusque sur les tempes, la nuque et le front. Les cheveux étaient secs, frisottants, décolorés, poudreux; leur chute irrégulière avait formé des clairières. L'odeur caractéristique, dite de souris, se percevait aisément. Les croûtes formaient de vastes placards assez épais, de couleur jaunâtre; en les soulevant, on pouvait reconnaître les godets spécifiques.

D'ailleurs, l'examen microscopique permit de retrouver les filaments ramifiés et cloisonnés et les spores du parasite.

Le traitement recommandé fut : épilation complète, cataplasmes d'amidon pour enlever les croûtes, lavages avec savon au goudron, frictions avec pommade à l'huile de cade et ichthyol, bonnet de caoutchouc.

7° Une autre affection parasitaire, plus commune, a été la *gale*. Les sujets qui en étaient atteints éprouvaient de violentes démangeaisons, surtout la nuit. Malgré les lésions dues aux grattages, la loupe nous a permis constamment de relever les sillons et les vésicules pathognomoniques. D'ailleurs, le siège spécial (doigts, poignets, seins, aisselles, etc.), donnait plus de force au diagnostic.

Traitement : frictions savonneuses, bain sulfureux prolongé, pommade d'Helmerich, désinfection rigoureuse des vêtements, linges, etc.).

8° Notons quelques observations d'*herpès* (avec et sans poussée fébrile) sur les lèvres, le nez, la face, et même, dans un cas, sur tout le corps. On se contenta de quelques lotions au sublimé et d'applications de vaseline boriquée.

9° *L'impétigo* n'a été vu que chez des enfants ; le plus souvent il était associé à l'eczéma et occupait la face. Les croûtes épaisses, jaunâtres, fendillées, avec aréole inflammatoire, déterminèrent quelquefois un léger degré d'adénite cervicale. La thérapeutique s'attacha d'abord à faire tomber les croûtes (cataplasmes de fécule de pommes de terre), puis à antiseptiser la région (onctions à la vaseline boriquée ou à la pommade à l'oxyde de zinc); comme traitement général, on conseillait, suivant le cas : l'huile de foie de morue, les phosphates ou l'iodure de potassium.

10° Pour continuer cette revue, nous signalerons trois cas de *lichen plan* avec papules brillantes et prurit très intense. Le siège de prédilection a toujours été les cuisses avec plus ou moins de propagation vers l'aine et les organes génitaux.

Malgré l'emploi de liqueur de Fowler, calomel et benzonaphtol à l'intérieur, de bains d'amidon, de lotions vinaigrées, de pommades salicylées, nous n'avons pu modifier la marche de l'affection, et bientôt les malades lassés ne reparurent plus à nos consultations.

11° Citons deux observations de *lupus vulgaire* de la face chez des femmes.

L'apparition de cette tuberculose cutanée datait de la jeunesse; si, chez l'une, la marche en fut lente, avec des alternatives d'état stationnaire et d'aggravation, chez l'autre, on avait affaire à la forme phagédénique dite *lupus vorax*, et d'ailleurs il y avait, en surplus, de la syphilis héréditaire. Ce dernier cas présentait déjà une destruction étendue à la moitié du palais et à une partie du nez.

On enraya sa marche par l'emploi répété de pointes de feu. A l'intérieur, nous prescrivions l'huile de foie de morue et l'iodure de fer.

12° Parmi les sujets atteints de *pelade*, deux avaient toute la tête complètement envahie; à peine restait-il quelques plaques de cheveux sains; l'affection avait débuté un an avant qu'ils ne vinssent nous consulter. Chez tous, la chute des cheveux s'était produite par plaques arrondies, dont quelques-unes se réunissant, constituaient des îlots d'alopécie à bords plus ou moins circulaires; à la surface des plaques dénudées, on trouvait soit un léger duvet, soit des cheveux clairs ou même ayant repris leur force et leur coloration primitives.

Traitement: précautions hygiéniques d'usage, raser la tête, savonnages et lotions à l'acide phénique et alcool tous les jours.

13° Il est inutile de nous arrêter longuement sur les cas de *pédiculose de la tête* que nous avons traités : les démangeaisons, les grattages produisant des éruptions bâtardes d'eczéma impétigineux, la découverte facile des lentes et des parasites dictaient le diagnostic.

La coupe préalable des cheveux, des lotions au savon et au sublimé au 1/500 tous les jours, matin et soir, l'emploi d'une solution de sublimé dans du vinaigre chaud à 1/300 pour les lentes, amenèrent toujours une guérison complète et rapide.

14° Citons un cas de *prurigo* qui paraissait dû à un mauvais état des voies digestives : les démangeaisons étaient exaspérantes, surtout la nuit ; l'examen ne fit découvrir que quelques papules et des excoriations linéaires dues au grattage, le tout disséminé sans ordre sur les diverses régions du corps. On se trouva bien de la liqueur de Fowler et du benzonaphtol à l'intérieur et de lotions au sublimé au 1/1000.

15° Nous avons vu un sujet atteint de *prurit idiopathique* qui semblait sous la dépendance d'une constitution arthritique. Les accès de démangeaison se développaient de préférence la nuit, sous l'influence de la chaleur du lit. On prescrivit : diète lactée, le salicylate de soude et des lotions chloralées au 1/50.

16° Citons encore un cas de *folliculite de la barbe*, où l'on s'est bien trouvé de lotions au sublimé et de poudre d'amidon.

17° Le *psoriasis* n'a été rencontré qu'à deux reprises chez des hommes adultes. Les plaques de squames blanches avaient la forme de pièces de monnaie (variété nummulaire); au-dessous, le derme était sec, lisse, brillant. Le prurit était peu intense. L'éruption était, dans les deux cas, localisée aux coudes. Voici le traitement qui a été prescrit : arsenic à l'intérieur, frictions au savon noir, applications de pommade à l'acide chrysophanique et au gaïacol.

18° Un mot des diverses *séborrhées*.

S. sèche du cuir chevelu ou pityriasiforme.

S. sèche de la face (dartres).

S. concrète chez les enfants (croûtes de lait), etc., ces affections ont été découvertes chez des malades venus pour d'autres lésions. Ce qui nous a le mieux réussi, ce sont les lotions savonneuses et des applications de pommade à l'ichthyol ou à l'oxyde de zinc.

19° Nous avons diagnostiqué par élimination un cas de *strophulus* par suite de troubles digestifs chez un enfant de trois mois. Les papules, nombreuses et petites, étaient disséminées partout, surtout aux fesses et au ventre, déterminant de vives démangeaisons. La thérapeutique s'adressa surtout à la cause : usage exclusif de lait, benzonaphtol. Localement, on conseilla des lotions émollientes et des poudres inertes (talc et amidon).

20° Relevons une observation de *sudamina* généralisée avec une forte gingivite. Traitement : glycérine mentholée, poudre à l'oxyde de zinc.

21° Un cas de *sycosis simple de la barbe* (joues et menton), non dû au trichophyton et traité par des lotions au sublimé, des pommades à l'ichthyol et des badigeonnages iodés.

22° La *trichophytie* a été rencontrée plusieurs fois; le microscope assurait le diagnostic en révélant la présence des tubes longs du mycelium et des spores.

Deux fois le parasite avait attaqué le cuir chevelu, produisant *la teigne tondante*. Prescriptions : couper les cheveux ras, frictions à l'essence de térébenthine, teinture d'iode, vaseline boriquée, précautions hygiéniques d'usage.

Dans trois cas, la trichophytie était cutanée, donnant de *l'herpès circiné* (joue, nuque et bras). Traitement : teinture d'iode.

23° A cette longue liste il nous reste à ajouter quelques cas *d'urticaire* avec prurit intense, traités par les alcalins à l'intérieur, des lotions vinaigrées et chloralées et des lotions mentholées.

Un cas de *verrues multiples* guéries chirurgicalement par le grattage.

Pour ce qui est de deux observations de *zona*, nous les avons mentionnées aux affections du système nerveux (névrites).

Citons, pour finir, un cas de *trophonévrose des doigts* où l'on ordonna les iodures à l'intérieur.

VII

MALADIES DE L'APPAREIL DIGESTIF

Ce sont, sans contredit, celles qui ont le plus
de cas à leur actif dans notre statistique, surtout
pour ce qui concerne les affections de l'estomac
et de l'intestin; en effet, le nombre des personnes
traitées pour ce genre de maladie a dépassé
300.

1° Nous annexons à ce groupe un cas *d'inani-
tion* observé chez un mendiant ambulant, de
passage à Berck. Ce pauvre homme, qui n'avait
pas mangé depuis trois jours et qui d'ailleurs
avait l'habitude forcée de l'abstinence, était
d'une maigreur excessive et d'une grande faiblesse générale : l'haleine avait une fétidité
remarquable, le ventre était creusé en bateau.
Un séjour de trois jours au Dispensaire, où on
l'alimenta et le tonifia le mieux possible, le
remit sur pied.

2º Suivant l'ordre logique, nous devons signaler tout d'abord les *stomatites et gingivites*. Toutes leurs formes ont été représentées dans notre clientèle.

a) La *gingivite simple*, chez des enfants en voie de dentition et chez des adultes aux dents cariées, chargées de tartre. Un peu de cuisson, une haleine repoussante, rougeur de la muqueuse, pas de fièvre, telle était la symptomatologie. D'ailleurs, des gargarismes au chlorate de potasse ou des collutoires au borate de soude amenaient promptement la guérison.

b) La *stomatite aphtheuse*, rarement apparue, n'ayant atteint que des enfants chez qui l'on découvrait en outre de l'entérite. Les vésicules spéciales siégeaient sur les lèvres, les joues et les gencives, provoquant des douleurs dans la mastication. Collutoires boratés, lavages à l'eau de Vichy, bétol, ont chaque fois triomphé de l'affection.

c) La *stomatite ulcéro-membraneuse*, traitée à plusieurs reprises chez des enfants misérables; les gencives étaient ulcérées, saignantes, avec enduit pultacé grisâtre, déchaussant les dents : il y avait en plus engorgement ganglionnaire limité d'un seul côté. Notons encore l'odeur fétide qui ne fit jamais défaut. On prescrivit avec succès des lavages au sublimé, surtout le chlorate de potasse en gargarismes et en potions, des attouchements à la teinture d'iode et au nitrate d'argent.

d) La *stomatite crémeuse ou muguet*, également chez des enfants alimentés au biberon et soignés d'une façon déplorable. Sur la langue se percevaient aisément les concrétions blanchâtres typiques. L'eau de Vichy et le borate de soude eurent de bons effets. On insista surtout sur les conditions hygiéniques.

e) La *stomatite mercurielle* même, observée déux fois chez des syphilitiques en traitement : le goût métallique, la salivation caractéristique, les ulcérations blanchâtres des gencives, la mauvaise haleine, tout disparut, en suspendant l'emploi du mercure et en prescrivant le chlorate de potasse à l'intérieur et en gargarismes.

3° Nous passons ensuite aux diverses *angines et amygdalites*, dont la fréquence n'a pas été moindre.

a) *Angine catarrhale simple* siégeant dans tout le pharynx ou localisée aux amygdales (*amygdalite*), causée par le froid dans la grande majorité des cas quelques troubles dans l'état général (inappétence, insomnie, fièvre intense), douleurs dans la gorge, surtout pendant la déglutition, dictaient le diagnostic que complétait l'examen direct avec l'abaisse-langue, montrant la muqueuse rouge et enflammée. Dans quelques cas on avait affaire à *la forme pultacée* avec ses dépôts blanchâtres. Le traitement fut toujours identique et couronné de succès : gargarismes à la guimauve et acide borique, badigeonnages au jus de citron, un peu d'aconit, de l'ipéca, du brom-hydrate de quinine, l'enveloppement du cou, quelquefois même usage de teinture d'iode à l'extérieur et de chlorate de potasse à l'inté-rieur.

b) Angine herpétique, diagnostiquée 3 fois chez des femmes, grâce à la présence dans la gorge de petites vésicules grisâtres isolées, qui laissèrent des ulcérations circulaires ; en même temps, il y avait de la fièvre avec tout son cortège d'accidents. On employa des badigeon-nages au jus de citron cocainisé, le chlorate de potasse, le sulfate de magnésie.

c) Angine ou pharyngite granuleuse que nous n'avons trouvée que chez des fumeurs et qui provoquait chez eux de la gêne avec picotement dans la gorge, surtout le matin, les portant à

tousser en râclant — le « hem » des Anglais, — et
à expectorer des mucosités épaisses. A l'examen
direct, nous observions la présence de granulations rouges, confluentes. Outre l'interdiction du
tabac et des liqueurs, nous avons essayé des
cautérisations légères à la teinture d'iode, des
pulvérisations, des insufflations d'alun.

d) Angine catarrhale chronique simple, dont
les symptômes ne différaient en rien de l'affection
précédente : seul, l'examen permettait de les
distinguer (rougeur et gonflement généralisés).
Le même traitement fut institué avec gargarismes boriqués.

e) Hypertrophie simple des amygdales chez un
enfant, ce qui le rendait très sujet aux angines :
on eut recours, avec succès, à plusieurs *cautérisations au galvanocautère.*

Nous n'avons pas eu, comme il a été dit,
d'angine diphtéritique. D'autre part, il est inutile de revenir sur les angines morbilleuses et
syphilitiques que nous avons notées comme de
simples accidents.

4° Dans une observation de rétrécissement,
nous avons conclu à l'existence d'un *cancer de
l'œsophage.* Le début de l'affection avait été
insidieux, la marche lente.

Le malade, âgé de 78 ans, se plaignait de
gêne dans la déglutition, des solides surtout,
de régurgitations, de douleurs. L'âge avancé du
sujet, son état de dépérissement, la teinte jaune
paille de la face, l'engorgement des ganglions
sus-claviculaires, sans parler du défaut de commémoratifs, nous amenèrent à l'hypothèse d'un
cancer. D'autre part, l'auscultation révélait un
gargouillement spécial, dû au passage des liquides, au niveau d'un point rétréci : d'ailleurs le
cathétérisme nous a confirmé le rétrécissement.
On conseilla le régime lacté intégral, l'eau
chloroformée, le benzonaphtol. Mais le malade
n'est pas revenu au Dispensaire.

5° Citons un cas de *spasme idiopathique de
l'œsophage*. Il s'agissait d'un jeune homme de
19 ans, bien constitué, d'une santé généralement
bonne, sans apparence hystérique. Quand il avait
mangé quelques aliments, au moment des repas,
il sentait comme un poids dans l'œsophage, puis,
la sensation disparaissait et la masse passait
dans l'estomac, tantôt survenait un vomisse-
ment, sans effort aucun, et les substances étaient
régurgitées telles qu'elles avaient été avalées,
sans goût désagréable. Pendant la journée, le

malade avait des renvois non acides, sans effort.

Ces accidents dataient de quatre ans ; l'intolérance avait commencé pour les liquides. Quant il vint à la consultation du Dispensaire, le même fait se reproduisait absolument à tous les repas. Le cathétérisme ne révéla aucune trace de rétrécissement.

L'emploi des bromures et de la belladone amena un peu d'amélioration.

6° Nous confondrons dans un même groupe tous les cas *d'embarras gastrique fébrile ou apyrétique* et de *gastrite aiguë simple*. L'étiologie était variée : changement de température, excès de nourriture et de boissons, fatigues, etc. Quant à la symptomatologie, elle fut toujours banale : inappétence, nausées, vomissements, langue saburrale, bouche pâteuse, épigastre douloureux, fièvre plus ou moins marquée avec accidents concomitants, etc. La guérison complète n'a jamais fait défaut. Le traitement classique était institué : repos, diète, purgatif salin, lait, chlorhydrate de morphine, extrait thébaïque et eau chloroformée, antipyrétiques, quelquefois même vésicatoire à l'épigastre.

7° La *gastrite catarrhale chronique* a été

maintes fois observée au dispensaire. Les hommes surtout étaient atteints et, dans la plupart des cas, par suite d'éthylisme. Le tableau clinique se reproduisait, toujours identique : digestions lentes et pénibles, éructations, régurgitations, pyrosis, somnolence et apathie. Vomissements pituiteux, quelquefois alimentaires, inappétence, ballonnement de l'estomac, constipation, amaigrissement, anémie progressive, accès de gastralgie, etc. Le traitement rationnel a rarement échoué : interdiction d'alcool, de tabac, de fécules, de sucres, de graisses, régime lacté plus ou moins exclusif, suivant les cas, purgatifs alcalins (bicarbonate de soude, magnésie), gouttes amères de Baumé.

8° Nous n'avons observé qu'un seul cas d'*ulcère simple de l'estomac* chez une femme âgée de 50 ans. Outre les symptômes ordinaires de gastrite, ce qui attirait surtout l'attention, c'étaient les points douloureux fixes à l'épigastre et dans la région dorsale correspondante, les vomissements pituiteux et, à deux reprises, hémorrhagiques (sans que l'examen des poumons révélât rien de suspect). On prescrivit le repos, la diète lactée, la cocaïne en solution, le bicarbonate de soude associé à la craie préparée.

. 9° Le *cancer de l'estomac* compte 3 observations, chez deux hommes et une femme d'âge variant entre 60 et 78 ans. Au point de vue étiologique, on ne découvrit rien de spécial. Le début avait été insidieux, s'établissant par l'inappétence, du pyrosis et autres symptômes de gastrite. Puis étaient survenus des vomissements très fréquents, alimentaires et pituiteux ; dans aucun cas, il n'y avait eu d'hématémèse. Ce qui imposa le diagnostic, ce fut, dans chaque circonstance, la perception d'une tumeur épigastrique, plus ou moins étendue à la paroi antérieure de l'estomac, se soulevant en pulsations isochrones avec le pouls par suite de la transmission des battements de l'aorte abdominale. Ajoutons les douleurs continues exaspérées par la pression et tous les symptômes connus de la cachexie cancéreuse. On essaya de calmer les douleurs par l'eau chloroformée, le sirop de morphine, l'extrait thébaïque ; le régime lacté avec usage d'œufs fut conseillé, outre l'eau de Vichy et le benzonaphtol ; enfin, on combattit la constipation par la rhubarbe et la podophylle.

10° La *dyspepsie*, sous ses différents aspects, a été assez fréquente ; nous ne parlons pas des formes secondaires qui apparaissaient comme complications dans le cours d'autres maladies. Au point de vue étiologique, il fallait incriminer, tantôt le mauvais état des dents, tantôt des excès ou des vices d'alimentation, l'alcoolisme, etc. Les accidents variaient sans doute, mais chez tous, ce qui était commun, c'était l'inappétence, la tension épigastrique, la constipation, les troubles nerveux, l'amaigrissement. D'autre part, tantôt les douleurs d'estomac dominaient, tantôt c'étaient des renvois pituiteux, du pyrosis, quelquefois les malades se plaignaient d'un ballonnement abdominal avec éructations, vomissements, etc., suivant qu'on avait affaire à la forme douloureuse, acide, flatulente, etc. Avant tout, nous insistions sur le régime : lait, viande crue. De plus, contre les douleurs nous employions l'eau chloroformée, les opiacés (morphine); contre l'atonie, les amers (noix vomique, quassia amara); contre les acides les alcalins (bicarbonate de soude, magnésie, carbonate de lithine); contre le météorisme, les absorbants (charbon, craie préparée, bismuth, magnésie calcinée), les lavages d'estomac, pratiqués au Dispensaire *avec le tube siphon de Faucher*; en cas de constipation, la rhubarbe, la magnésie, le calomel, la podophylle.

11° Une affection qui s'est également présentée nombre de fois, c'est la *dilatation de l'estomac*, et, le plus souvent, elle amenait des neurasthéniques, des hypochondriaques frappés d'atonie générale du système nerveux. Gonflement épigastrique, sonorité tympanique exagérée, bruit de glouglou par la succussion, clapotement, phénomènes dyspeptiques (vomissements, renvois, acides, etc.), constipation opiniâtre, troubles nerveux (vertiges), affaiblissement général, telle a été, en résumé, la symptomatologie chez nos malades.

Le régime ordonné consistait en viandes grillées, œufs frais, lait, purées de légumes (dans le but d'absorber les liquides en excès dans le cul-de-sac), le *képhyr* boisson agréable à saveur acidulée et très assimilable par la caséine solubilisée. D'autre part, on pratiquait également au Dispensaire des *massages abdominaux*. Comme médication à l'intérieur, nous conseillions : la noix vomique, les gouttes de Baumé, le strychnine, le charbon, le benzonaphtol, le salol, le bicarbonate de soude, le carbonate de lithine et le cannabis indica, etc.

12° Pour terminer la série des affections de l'estomac, il nous reste à signaler quelques cas de *gastralgie*, surtout chez des femmes, et sous l'influence de l'hystérie, de la chlorose, du nervosisme. Nous ne parlerons pas des gastralgies symptomatiques d'une lésion stomacale. Les accès variaient d'intensité, réveillés pour les uns, apaisés pour les autres, par l'ingestion des aliments. Dans l'intervalle, à part les troubles nerveux primitifs, l'état de santé restait bon. Plusieurs fois, les bromures réussirent à prévenir le retour des crises. Chez d'autres, on employait l'eau chloroformée, la cocaïne, la liqueur de Fowler, la noix vomique, et, comme régime, le lait, les œufs, les viandes grillées, l'interdiction de féculents.

13° Avec les *entérites*, nous passons à une classe de maladies très souvent observée au Dispensaire : entérite aiguë, cholériforme, tuberculeuse, colite muco-membraneuse, colite chronique, etc.

Comme il est de règle, ce sont les enfants qui en ont le plus souffert et, dans la majorité des cas, par suite d'une alimentation vicieuse ou mal ordonnée. Chez les adultes, il fallait incriminer les excès d'aliments ou de boissons, le froid, l'humidité.

a) *Entérite aiguë.* — Les coliques, plus ou moins

violentes, éveillaient l'attention, précédant les évacuations diarrhéiques et souvent accompagnées d'un mouvement fébrile avec inappétence, nausées, vomissements, douleurs épigastriques; à la palpation du ventre, qui était pénible d'ailleurs, on déterminait des gargouillements. Dans certains cas, à ces symptômes se joignaient ceux d'une violente gastrite : en d'autres termes il s'agissait d'une *gastro-entérite infectieuse*.

b) *Entérite cholériforme* ou *cholérine*. — On l'observa surtout l'été : vomissements, selles séreuses, pouls filiforme, amaigrissement très rapide, refroidissement des extrémités : tous ces symptômes alarmants cédaient cependant à la médication ordinaire.

c) *Entérite et entéro-colite chronique*. — Dans cette forme, nous constations toujours l'apyréxie complète, l'absence de douleurs. La *diarrhée* constituait, dans la majorité des cas, l'unique symptôme; elle allait même parfois jusqu'à la *lientérie*. Chez d'autres, arthritiques pour la plupart, c'était la *constipation* qui formait la règle.

d) *Colite muco-membraneuse*. — Nous en avons eu quelques observations; dans les évacuations

glaireuses, on trouvait des cylindres membrani-
formes caractéristiques.

e) Entérite tuberculeuse. — Cette affection n'a
pas été très souvent représentée. Outre la
diarrhée continuelle, on notait un amaigrissement rapide et persistant, de la douleur à la
palpation du ventre.

Le traitement de ces diverses entérites dans
les formes aiguës simples a été celui que pres-
crivent les auteurs : diète lactée, repos, purgatif
(calomel, etc.), laudanum à l'intérieur en lavements ou sur cataplasmes, sous-nitrate de bismuth, benzonaphtol, bétol, acide lactique (diarrhée verte chez les enfants) :

Dans les cas de cholérine, nous avons employé : le lait stérilisé en petites quantités,
opiacés, alcooliques (potion de Todd), acétate
d'ammoniaque, etc.

Aux entérites chroniques, nous opposions : le
sous-nitrate de bismuth avec l'opium (laudanum,
diascordium), les astringents (ratanhia, colombo),
le charbon, le bicarbonate de soude.

14° Signalons un cas de *constipation chronique* chez un homme de 57 ans, traitée d'abord
médicalement (rhubarbe, aloés), et chez qui on
découvrit un rétrécissement cancéreux du rec-

tum; la création opératoire d'un anus contre nature lui donna huit mois de survie.

15° Les rares personnes reconnues atteintes de *dysenterie* un enfant de 3 ans entre autres présentaient plutôt la forme légère avec absence de prodromes, douleurs irradiées au niveau de l'S iliaque, s'exaspérant par la pression, évacuations diarrhéiques liquides et sanguinolentes, ténesme, mais le tout sans fièvre. Il suffit d'employer quelques lavements laudanisés, le perchlorure de fer, le ratanhia, le bétol, avec diète lactée et repos.

16° Nous n'avons traité qu'un seul cas de *typhlite* chez un homme de 40 ans. Outre la douleur très vive limitée au niveau du cæcum, exaspérée par la pression et les mouvements, la présence d'une tumeur mate, circonscrite dans la fosse iliaque droite, une constipation opiniâtre, le peu d'intensité de la fièvre imposaient le diagnostic. La guérison fut prompte, grâce au repos, à la diète lactée, à l'usage de cataplasmes laudanisés, de lavements et de purgatifs.

17° Mentionnons plusieurs observations de *tympanisme abdominal* sans autres symptômes fonctionnels que de la constipation et de la lenteur dans les digestions ; comme traitement, on eut recours aux purgatifs, aux lavements, au charbon, à la craie, etc.

18° Signalons aussi quelques *entéroptoses*, généralement accompagnées d'autres *ptoses* viscérales, rein, utérus, etc., observées chez des femmes affaiblies par des grossesses nombreuses. Les malades se trouvèrent bien de la ceinture hypogastrique de Glénard.

19° Dans un cas de *dilatation du colon sous le foie*, outre la ceinture, on prescrivît avec succès des enveloppements froids et l'usage à l'intérieur de fèves d'Ignace et de craie.

20° *Les vers intestinaux* ont été, en grande majorité, trouvés chez des enfants, déterminant même dans deux cas des convulsions réflexes.

a) Contre les *ascarides lombricoïdes*, nous avons employé le calomel et la santonine;

b) Contre les *oxyures*, les mêmes vermifuges, et, en outre, des lavements salés;

c) Contre les *tænias*, l'extrait éthéré de fougère mâle, avec purgatifs, diète et précautions d'usage.

21° Inutile de nous arrêter sur quelques observations *d'hémorrhoïdes* chez des sujets qui se plaignaient de pesanteur anale, de constipation, d'hémorrhagies rectales légères.

La thérapeutique s'est surtout attachée à

combattre la constipation (purgatifs) : on essaya, sans grands résultats, l'hamamelis virginica.

22° Les cas *d'athrepsie* n'ont pas été rares; ce qui se comprend quand on connaît l'alimentation à laquelle sont soumis les enfants des pauvres. De bonne heure, dès deux à trois mois, on les nourrit de panades, de soupes, on leur donne du lait dans des biberons tenus dans des conditions de propreté et d'hygiène déplorables. Chez tous, les selles étaient diarrhéiques, vertes, amenant de l'intertrigo des cuisses et des fesses; ils étaient notablement amaigris, pâles, souffreteux, sans appétit, poussant des cris presque continuels.

On réussit à améliorer grandement leur état par l'usage exclusif de lait de chèvre bouilli et par l'emploi d'eau de chaux, d'acide lactique, d'élixir parégorique.

23° *Les maladies du foie* sont, pour ainsi dire, inconnues au Dispensaire.

Citons cependant un cas de *congestion hépatique* résultant d'indigestions répétées et ayant donné lieu une douleur sourde dans l'hypochondre droit, avec irradiations vers l'épaule droite et gêne de la respiration; la percussion pénible révélait une augmentation du volume du foie; il n'y avait pas d'ictère; en outre, le malade présentait les symptômes d'une gastrite subaiguë.

Quelques ventouses scarifiées, le calomel et la diète lactée en eurent bientôt raison.

b) Un cas de cancer primitif du foie chez un homme de 40 ans, qui se plaignait de troubles digestifs, de vomissements, de douleurs dans la région du foie, avec amaigrissement rapide, perte des forces, teint jaune paille; le malade avait un peu d'ascite, mais à peine un léger ictère; l'examen du foie fit découvrir des tumeurs dures, marronnées, ayant donné à l'organe, en même temps qu'une augmentation appréciable de volume, une surface très irrégulière. La thérapeutique essaya de pallier les symptômes : régime lacté, opiacés, noix vomique.

c) Une observation de *cholécystite et d'angiocholite calculeuses*, avec douleurs dans l'hypochondre droit, mouvement fébrile, malaise général, ictère accompagné de tous les phénomènes qui en dépendent (décoloration des selles, pouls ralenti, etc.); la vésicule formait une petite tumeur difficilement appréciable.

L'existence de coliques hépatiques préalables, révélée par l'interrogatoire, nous avait permis de nous arrêter à l'étiologie calculeuse. Comme traitement, on ordonnâ du calomel, diète lactée, bains, eaux alcalines (Vichy, Vals).

24° Terminons par un fait de *péritonite tuberculeuse* chez une femme de 26 ans, malade depuis trois mois : amaigrissement notable, débâcles diarrhéiques alternant avec la constipation, vomissements, augmentation de volume du ventre avec douleurs spontanées très violentes. L'examen du ventre, peu douloureux, révéla du tympanisme et une sensation d'empâtement, de résistance spéciale, avec masses dures disséminées. Rien du côté des organes génitaux. A l'auscultation, signes de tuberculisation des sommets. On se borna à faire de la compression par la cuirasse collodionnée, en même temps qu'on luttait contre la tuberculose par l'huile de foie de morue, la créosote, l'iodoforme. Les douleurs furent atténuées grâce à l'extrait thébaïque.

VIII

MALADIES VÉNÉRIENNES

Nous avons cru devoir classer les *maladies vénériennes* parmi les affections médicales, parce que la syphilis, qui en est la plus importante, est une maladie générale, virulente. D'ailleurs, il ne s'est présenté au Dispensaire que des blennorrhagies et des syphilis; aucun exemple de chancre mou n'a été signalé.

1° *Blennorrhagie.*—Pas de formes chroniques, des cas aigus seulement; les uns, à la première période, franchement douloureux, les autres, à la seconde période, non inflammatoires. Aux premiers il était prescrit, outre les conseils hygiéniques d'usage (abstention d'alcool, d'épices, excès d'aucun genre), des tisanes diurétiques, du salol, du bicarbonate de soude, puis des injections uréthrales avec le sublimé au 1/20 ou avec le permanganate de potasse au 1/2000 ou au 1/1000. Aux seconds on ordonnait le cubèbe et le copahu en bols.

Quelques-uns avaient des complications : balanoposthite, prostatite, orchite, épididymite ; la teinture d'iode, l'onguent mercuriel, avec emploi d'un suspensoir, en hatèrent la résolution. Enfin, dans une circonstance, il survint de la lymphangite de la face dorsale de la verge, qui, mal soignée, aboutit à la formation d'abcès.

2° *La syphilis* compte 44 cas dans notre statistique ; à part une femme contaminée par un nourrisson malade et une autre atteinte de syphilis héréditaire, tous devaient leur infection à des rapports sexuels.

Nous avons pu traiter la syphilis à ses différentes périodes.

Quelques sujets sont venus à la consultation, au début des accidents, porteurs d'un chancre induré à induration parcheminée caractéristique, avec pléiade ganglionnaire dans l'aine ; bien que dans la majorité des cas, le chancre apparaisse vers le vingt-cinquième jour, nous avons pu en voir un exemple se produire quinze jours après l'infection. Notons aussi un *chancre phagédénique* tellement grave qu'il fallut intervenir chirurgicalement.

Comme traitement local, pansement iodoformé.

D'autres malades présentaient déjà les accidents secondaires : roséole, teinte cuivrée, plaques muqueuses à l'anus, aux organes génitaux, à la gorge, au niveau des joues et des gencives (elles étaient cautérisées au nitrate acide de mercure), alopécie, papillomes spécifiques de la vulve, du périnée, de l'anus (cautérisation au nitrate acide de mercure) ; dans un cas leur développement nécessita l'excision, laryngite spéciale avec enrouement caractéristique, même de l'iritis syphilitique double chez un homme dont l'enfant contaminé, mais non par hérédité, était atteint de plaques muqueuses périanales.

Une éruption curieuse de syphilides papulo-squameuses des deux jambes et des grandes lèvres chez une jeune fille. Enfin, il en est qui arrivèrent à la période tertiaire atteints de tumeurs gommeuses du poignet, de l'avant-bras, etc., de syphilides ulcéreuses à fond sanieux ou de troubles nerveux variables (encéphalopathie syphilitique).

Un cas de *perforations tertiaires du palais et des os propres du nez* mérité d'être signalé. Il s'agissait d'un homme de 32 ans, contaminé pendant son service militaire. Depuis 1893 il souffrait d'un coryza accompagné de violents maux de tête. En mars 1894 apparut une ulcération de la voûte du palais, qui arriva bientôt à la perforation, en même temps que survenait de la carie des os propres du nez amenant également une perforation avec léger effondrement. La perforation de la voûte palatine s'est comblée : et il ne restait plus qu'une cicatrice. Par les narines il s'écoulait du pus. Le traitement fut institué en septembre. Dès le 12 octobre, une amélioration sensible s'était produite dans l'état du malade ; plus de céphalées ; la respiration impossible, et la fonction olfactive, qui avait disparu, lui furent rendues. Mais il persista, au niveau de la fistule nasale, de la douleur et un léger écoulement purulent, l'exploration au stylet ne conduisant pas d'ailleurs sur de l'os.

Le seul cas de syphilis héréditaire était compliqué d'un lupus vorax de la gorge, ayant détruit presque complètement la moitié gauche du voile du palais. La cloison du nez était complètement détruite en avant ; les deux cavités nasales communiquaient entre elles, carie des os propres : deux petits séquestres internes, tibia légèrement convexe en avant, en lame de sabre.

Le sirop de Gibert, avec gargarismes d'alun, enraya la marche inquiétante de l'ulcération.

Évidemment, c'est le traitement classique qui a été institué chaque fois : pilules de Ricord au protoiodure de mercure, frictions mercurielles, liqueur de Van Swieten, sirop de Gibert, iodure de potassium à hautes doses.

Par mesure prophylactique, le chlorate de potasse était prescrit en gargarismes pour prévenir la stomatite médicamenteuse.

Comme il est de règle, la régularité du traitement amenait un amendement prompt des accidents.

QUATRIÈME PARTIE

AFFECTIONS MÉDICALES ET CHIRURGICALES

DES ORGANES DES SENS

Cette année, le nombre des malades atteints d'une affection des organes des sens est de beaucoup supérieur à celui des deux années précédentes.

Cette disproposition est due à la création de la consultation spéciale qui fonctionne seulement depuis le 1ᵉʳ février 1894.

Cette création a permis d'étudier de près une question bien controversée : celle de savoir si le séjour aux bords de la mer est contraire aux maladies des yeux, des oreilles, du nez, de la gorge.

Longtemps on a éloigné des plages les enfants scrofuleux qui en étaient atteints, sous prétexte que l'effet excitant, légèrement irritant, de l'air marin les aggravait ; on prétendait que le bénéfice que ces enfants pouvaient en retirer au point de vue général n'était pas à comparer avec le préjudice apporté à la lésion locale.

Cette opinion était due à ce que ces enfants avaient rarement à la mer les soins spéciaux qu'ils recevaient chez eux. La lésion locale négligée traînait en longueur; ils revenaient non guéris, parfois améliorés, rarement aggravés.

Actuellement, une réaction est en train de se faire. En général, on ne croit plus que l'air marin soit pernicieux aux affections lymphatiques; on redoute encore son effet pour les autres.

I

AFFECTIONS MÉDICALES

Nous entendons :

Pour les yeux : les kératites, les blépharites, les blépharo-conjonctivites ;

Pour les oreilles : les otorrhées aiguës ou chroniques, les eczémas dn pavillon ;

Pour le nez : les rhinites chroniques, les eczémas vestibulaires ;

Pour la gorge : les angines dues à l'inflammation, soit des amygdales palatines, soit de l'amydale pharyngienne.

Comme la plupart de ces affections sont consécutives à l'inflammation chronique des amygdales, il est important de connaître d'abord ce que deviennent ces organes sous l'influence du séjour maritime.

Les docteurs Perrochaud et Cazin avaient remarqué que les tonsilles hypertrophiées diminuaient de volume après un séjour d'assez longue durée sur les bords de la mer. Cette opinion devient très plausible si l'on considère la pureté exceptionnelle de l'air marin.

Ainsi, pour le mois d'août, contre 28.000 spores qu'on trouve par mètre cube d'air à Paris, il y en a 1.800 seulement à Berck.

Si l'on songe que cette hypertrophie résulte d'inflammations chroniques, causées elles-mêmes par des infections répétées, il est logique de penser qu'avec la cause doit également disparaître l'effet.

L'expérience prouve d'ailleurs que les enfants à la mer ne s'enrhument presque jamais, malgré l'humidité, la fraîcheur et les variations quotidiennes, régulières ou non, de l'air marin. Si, dans les rhumes, le froid était la seule cause efficiente, c'est à la mer plus qu'ailleurs qu'ils devraient être fréquents ; or, c'est le contraire qui arrive. Il faut donc admettre que les principes chimiques qui sont dans l'air des côtes, ozone, chlorure de sodium, phosphore, etc., exercent sur les microbes un effet nocif qui les annihile ou du moins atténue leurs propriétés virulentes.

Effectivement, les secrétions muco-purulentes du nez, de la gorge, diminuent de quantité et perdent leur purulence pour devenir simplement séreuses.

Mais la lésion locale, l'hypertrophie tonsillaire, est longue à disparaître spontanément. Il est plus simple de la détruire que d'attendre de la seule influence de l'air marin un effet trop lointain. L'air marin assure la guérison en prévenant les récidives, les incculations secondaires.

Les otites sont aiguës ou chroniques ; les otites aiguës sont catarrhales ou suppurées.

On a accusé les bains de mer de les produire. Elles ne nous semblent pas aussi fréquentes que certains auteurs veulent bien le dire ; ainsi, cette année, sur une population d'environ 600 enfants, nous n'en avons observé que 3 cas.

Les otites chroniques sont venues du dehors. Sans parler de la négligence des soins, elles sont entretenues par des granulations, des polypes, l'état infectieux du naso-pharynx.

On ne peut guère compter sur l'air marin pour la disparition de ces produits pathologiques, qui ne cèdent qu'à l'excision, qu'aux cautérisations chimiques ou ignées.

La guérison a été obtenue après deux ou trois mois de traitement. Nous n'avons pas vu l'otorrhée s'aggraver parce que les enfants allaient sur la plage ou jouaient pieds nus sur le sable.

Par prudence, on leur interdisait les bains.

OPHTALMIES

Les kératites, les blépharites, ont guéri en moyenne après quinze jours de traitement.

La plupart des malades ont apporté leur affection à Berck. Quelques-uns, en petit nombre, antérieurement malades, ont vu leur affection récidiver après quelque temps de séjour à la plage.

Cinq ont contracté leur ophtalmie pendant leur séjour à la plage.

Les conditions atmosphériques, qui ont été accusées de les produire, n'ont donc pas l'influence qu'on leur attribue ; nous voulons parler du vent, du sable, du reflet du soleil sur le sable, du froid humide.

Est-ce à dire qu'on doive les négliger ?

Il faut seulement compter avec elles et prendre certaines précautions : éviter la plage par les temps de forte brise et de mer agitée.

Porter des verres fumés, ne pas prendre de bains quand les accidents sont aigus ou trop récents.

C'est peut-être dans ces affections spéciales que les soins locaux doivent à l'amélioration de l'état général et à la pureté de l'air, d'être, en un temps très court, couronnés de succès.

Les eczémas impétigineux guérissent très rapidement, contrairement à l'opinion que les affections de la peau se trouvent très mal du bord de la mer.

Il y aurait peut-être lieu d'établir à ce point de vue des distinctions dans les affections dermiques.

Leur nombre, encore trop peu considérable, ne nous l'a pas permis.

Dans les affections non lymphatiques, nous relevons pour les yeux :

1° Une épisclérite syphilitique, traitée pendant deux mois à Paris sans résultat, guérie en un mois à Berck ; —

2° Une scléro-choroïdite, sur laquelle un oculiste très distingué de Paris avait porté, il y a cinq à six ans, un pronostic très fâcheux, et qui est restée stationnaire, La malade porte encore les mêmes verres (7 dioptries) qui lui furent prescrits à cette époque. Elle peut fournir un travail intellectuel considérable sans qu'elle ressente ni fatigue, ni douleur. —

3º Une kératite infectieuse qui a guéri en trois semaines.

4º Une kératite interstitielle, très rebelle, considérablement améliorée ; —

5º Une conjonctivite granuleuse, de vieille date, ayant amené du trichiasis des deux côtés, un staphylome total opacifié à gauche, une opacité de la moitié de la cornée à droite, dont le traitement avait été nul jusqu'à cette année.

6º Un certain nombre [de cas de myopie ou d'hypermétropie, dont la correction par des verres appropriés a fait disparaître les symptômes (congestion, larmoiement, douleurs orbitaires, etc.).

OREILLES

L'affection la plus commune est l'otite sèche, l'otite scléreuse avec ses symptômes habituels : bourdonnements et surdité.

Nous en avons observé une dizaine de cas, dont six chez les habitants du pays, sur une population d'environ 6.000 habitants.

Trois ont ressenti des bourdonnements et une diminution de l'ouïe depuis qu'elles sont installées à Berck.

Trois autres, que nous avons pu suivre et traiter pendant la saison, ont au contraire vu leur affection s'améliorer.

Une de nos malades, habituellement enchifrenée, nous avouait qu'elle ne se sentait allégée de la tête et de ses bourdonnements que lorsqu'elle allait sur la plage.

Pour d'autres, c'est le contraire : une promenade sur la plage, surtout si le temps est vif, rappelle les bourdonnements.

En présence de ces divergences, notre jugement hésite; nous n'avons pas toutefois observé que la population indigène de Berck fût proportionnellement plus affectée de cette maladie que la population de l'intérieur.

NASO-PHARYNX.

Nous avons eu à soigner deux genres de maladies :

1° *L'ozène*, qui paraît se trouver admirablement de l'air marin et des injections d'eau de mer.

4 cas : trois guérisons, une amélioration.

2° *La rhino-pharyngite chronique* qui s'en trouve également très bien.

L'absorption de l'air marin provoque dans

*

les premiers jours une congestion des tissus, accompagnée d'enchifrènement, de catarrhe. Puis ces symptômes cessent, surtout si le traitement local seconde cette action substitutive ; les mucosités se détachent mieux et finissent par disparaître. La respiration nasale redevient plus facile.

Il est des malades chez qui cette affection se complique d'otite chronique, qui voient, en même temps que leur catarrhe, cesser leurs bourdonnements et s'arrêter la marche progressive de leur surdité.

Les angines sont très rares malgré l'hypertrophie des amygdales et le mauvais état de la bouche et des dents, habituels chez les enfants entachés de scrofule.

En résumé, les affections lymphatiques constituent un indice pour le traitement marin. Sauf quelques exceptions, la mer prévient les récidives et abrège le traitement.

D'une manière générale, nous n'avons pas vu que les affections non lymphatiques fussent plus rebelles qu'ailleurs. Nous faisons toutefois une restriction pour les otites scléreuses. Mais les maladies du nez, du pharynx, de la gorge, sont heureusement influencées par l'air marin à cause de sa pureté et sans doute aussi parce que les muqueuses de ces organes subissent plus directement l'action des principes chimiques qui s'y trouvent contenus.

3° On observe peu de laryngites. Il est vrai qu'en dehors des personnes obligées par leur profession d'abuser de leurs cordes vocales, on ne va guère aux consultations spéciales pour un simple enrouement.

Il ne s'est présenté que deux laryngites aiguës, et encore elles avaient été contractées loin de Berck. En dehors du Dispensaire, nous ne nous souvenons pas d'en avoir rencontré en ville, ce qui fait penser qu'on ne s'enrhume pas plus du larynx, que du nez, ou des bronches, sur le bord de la mer, détail important, pour les artistes chanteurs qui viennent y faire leur saison et qui pourraient s'effrayer de l'influence nocive de l'atmosphère vive des bords de la mer.

Disons tout de suite que le vent dominant de la région est celui du Sud-Ouest ; ce vent, légèrement chaud, adoucit la température du pays et contrebalance l'action de la latitude.

Berck est plus chaud que la plupart des autres plages du Nord, plus exposé aux vents froids du Nord et du Nord-Est.

Les quatre laryngites chroniques étaient, l'une syphilitique, les trois autres tuberculeuses.

Elles ont été considérablement améliorées par le traitement général. Les malades se sont refusés à subir le traitement local, qui eût probablement complété la guérison.

4º Notons un empyème du sinus maxillaire qui avait écarté la coque osseuse au point de doubler le volume de la face de ce côté, et comprimé à tel point le nez que la respiration nasale et le sens olfactif étaient supprimés.

L'obstruction des voies nasales était complétée de chaque côté par d'énormes polypes.

Il a fallu se borner à ouvrir une voie au pus en arrachant la molaire correspondante.

La distance et les frais de déplacement ont empêché le malade de suivre le traitement jusqu'au bout.

OPÉRATIONS PRATIQUÉES
SUR LES ORGANES DES SENS

1° *Pour le nez.* — *a*) Une extraction de polype.

b) Trois interventions ignées, pour rhinite hypertrophique, éperons, déviation de la cloison accompagnées de gêne respiratoire, de coryza chronique, de surdité plus ou moins avancée.

c) Plusieurs ablations de corps étrangers, dont un haricot enfoncé par inadvertence depuis trois semaines, et un copeau de bois qui séjournait depuis quatre ans dans la profondeur de la narine droite d'un enfant de 8 ans. Il n'en avait rien dit; les parents ne s'en étaient pas aperçus. Ils croyaient à de la gangrène, qui aurait été causée par une chute sur le nez. L'enfant dégageait une odeur ozénateuse épouvantable. Il était distrait, mal appliqué à ses devoirs scolaires. Il saignait souvent du nez et se plaignait constamment de la tête.

L'extraction a pu être faite sans chloroforme;

le copeau enclavé dans le méat moyen mesurait 0^m, 04 de long sur 0^m, 03 de large. Les accidents et l'odeur ont cessé aussitôt.

2° *Pour les oreilles.* — *a*) Quatre ablations de polypes. Une des malades en avait les oreilles bourrées ; ils débordaient jusque dans les conques, dégageant une odeur horrible.

b) Une cautérisation ignée des granulations de la caisse.

c) Plusieurs cautérisations chimiques des débris ou de débuts de polypes.

Un certain nombre d'incisions d'abcès du conduit, dont deux tuberculeux. Tous ont guéri. Nous ne pouvons pas compter dans les interventions opératoires le cathétérisme de la trompe d'Eustache. Il fait en quelque sorte partie intégrante du traitement des otites. Disons toutefois que nous avons eu à dilater deux trompes rétrécies, presque imperméables, et que les malades en ont éprouvé une réelle amélioration pour leur surdité et leurs bourdonnements.

3° *Pour le pharynx.* — Nombreux sont les enfants scrofuleux atteints de végétations adénoïdes et des accidents qui les accompagnent : rhinite, otorrhée, catarrhe muco-purulent, céphalées, arrêt de croissance, etc.

Sept seulement de ceux qui se sont présentés ont pu être curettés. Pour les autres, l'opération a été refusée par les parents.

L'inoculation de ces tumeurs faite à onze lapins ou cobayes a révélé dans deux cas la présence du bacille tuberculeux. Ce qui prouve qu'on ne saurait être trop mis en garde contre ces produits pathologiques.

Nous avons également curetté un certain nombre de malades adultes atteints de pharyngite chronique et de son symptôme habituel : le catarrhe muco-purulent. L'amélioration a été très nette, les soins antiseptiques, consécutifs ont complété la guérison.

Plusieurs autres malades, qui souffraient d'un sentiment de gêne perpétuel au fond de la gorge, dû, soit à l'hypertrophie de l'amygdale linguale, soit à une amygdalite lacunaire chronique, ont été débarrassés par la cautérisation ignée et la discision des cryptes amygdaliens.

Dans toutes ces affections, le traitement chirurgical a été singulièrement favorisé par l'usage de l'eau de mer, employée en irrigations nasopharyngiennes.

4° *Pour les yeux*. — *a*) Nous ne comptons pas les contusions ecchymotiques des paupières très nombreuses, ce qui n'a rien d'étonnant dans un milieu de marins et d'ouvriers si exposés d'une part aux accidents, d'autre part aux rixes. Elles se sont toutes terminées par la résolution.

Citons seulement un jeune ouvrier de 14 ans, qui, dans un jour d'ivresse, tomba d'une voiture qu'il conduisait, se déchira sur une large étendue la peau des deux paupières et le muscle orbiculaire jusqu'au cartilage, la peau de la base du nez et s'écrasa le lobule du nez.

Il fut laissé sans soins pendant quarante-huit heures. Lorsqu'on l'amena au Dispensaire, les plaies suppuraient déjà, il était impossible d'ouvrir les yeux, il était trop tard pour suturer. L'état des plaies faisait craindre de graves complications. Grâce à d'abondants lavages et aux pansements antiseptiques, tout s'est réparé. Et, ce que nous n'aurions pas osé espérer, les lambeaux pendants des paupières se sont tellement bien réunis, que, quinze jours après, le relèvement spontané de ces voiles était possible et facile. Actuellement, il ne reste de ces plaies que quelques cicatrices linéaires.

Nous citons cet exemple pour prouver à quels résultats peuvent conduire une antisepsie rigoureuse et des pansements réguliers.

b) On a pratiqué quatre extractions de corps étrangers de la cornée : c'étaient des grains de poudre, des paillettes métalliques. L'opération, faite à temps, a prévenu toute complication inflammatoire et la formation d'opacités.

Un ouvrier, qui avait eu l'épithélium cornéen brûlé par de l'étain fondu, a dû à un pansement immédiat de conserver la limpidité de ses yeux.

d) Les *énucléations* sont au nombre de trois : deux chez des hommes et une chez une femme.

L'un avait eu l'œil crevé en tombant de la hauteur d'un premier étage dans une cave. L'opération ne fut acceptée qu'un mois après l'accident. Le malade porte actuellement un œil artificiel.

L'autre avait reçu dans l'œil droit un éclat métallique qui détermina l'opacification du cristallin et la suppression de toute perception lumineuse. Opéré de la cataracte contre tout espoir, il ne recouvra pas la vision; et, comme des phénomènes sympathiques se déclaraient dans l'autre œil, il fallut procéder à une énucléation, qui a heureusement fait disparaître tous les accidents à redouter.

La troisième éprouvait, dans l'un des yeux, des

douleurs telles, qu'elle se frappait la tête contre le mur. La vision, tout à fait compromise dans l'œil malade, était menacée dans l'œil sain. L'énucléation a fait cesser les douleurs et les phénomènes de sympathie.

e) On a opéré sept *cataractes*. Le seul incident qui ait compliqué l'une d'elles est la sortie du quart environ du corps vitré. Cette complication fut la suite de tentatives faites pour l'extraction d'une opacité qui adhérait à l'iris.

Elle n'eut pas de suites fâcheuses ; le corps vitré s'est reproduit, il n'y a pas eu de décollement rétinien, l'acuité visuelle est restée parfaite.

La technique suivie est la suivante : deux, trois jours avant l'opération, lavage et brossage des cils avec l'huile biiodurée.

Le jour de l'opération, abondant lavage des culs-de-sac conjonctivaux, anesthésie à la cocaïne. Extraction du cristallin sans iridectomie.

f) Chez une femme qui souffrait d'un ectropion des deux yeux, consécutif à une vieille ophtalmie granuleuse, on a pratiqué avec succès le relèvement des bords ciliaires en excisant sur les quatre paupières un vaste lambeau musculo-cutané, avec section des cartilages tarses.

g) Signalons encore : deux extirpations de chalazion par la voie conjonctivale.

Une ablation d'épithélioma de la paupière inférieure chez une femme de 33 ans, datant d'au moins deux ans et qui n'a pas récidivé.

TABLE

	Page.
Préface	5
Dédicace	6

PREMIÈRE PARTIE

Chapitre I

Considérations sur l'assistance médicale gratuite dans les petites villes et dans les campagnes...... 7

Chapitre II

Le Dispensaire Henri de Rothschild à Berck-sur-Mer. — Création, personnel, fonctionnement actuel.. 17

Chapitre III

Aperçu du mouvement du Dispensaire depuis sa création jusqu'au 1er janvier 1895. — Distribution géographique et nombre des malades venus au Dispensaire.. 39

DEUXIÈME PARTIE

APERÇU GÉNÉRAL DES AFFECTIONS TRAITÉES AU DISPENSAIRE

CHAPITRE I

		Page.
Affections chirurgicales des divers systèmes		47
I.	Peau et tissu cellulaire sous-cutané	47
II.	Crâne	50
III.	Bouche et Annexes	53
IV.	Intestin et Anus	56
V.	Rein, Vessie, Urèthre	61
VI.	Organes génitaux de l'homme	64
VII.	Organes génitaux de la femme et annexes	66
VIII.	Obstétrique	70

CHAPITRE II

Maladies des os et des articulations		73
I.	Ostéomyélites	73
II.	Arthrites tuberculeuses	75
III.	Arthrites non tuberculeuses	83
IV.	Fractures	84
V.	Luxations	87
VI.	Synovites tendineuses et Kystes synoviaux	88
VII.	Entorses	88
VIII.	Pieds-bots bilatéraux	89
IX.	Rachitisme	90
X.	Scoliose	90
XI.	Tumeurs	92

CHAPITRE III

Plèvres et poumons. — Pleurésies purulentes	93

CHAPITRE IV

Chirurgie des nerfs	95

TROISIÈME PARTIE

Page.

AFFECTIONS MÉDICALES DES DIVERS SYSTÈMES........ 67

CHAPITRE I

Fièvres éruptives et intoxications............. 99

CHAPITRE II

Maladies du système nerveux,................ 113

CHAPITRE III

Affections de l'appareil respiratoire........... 137

CHAPITRE IV

Maladies de l'appareil circulatoire............. 151

CHAPITRE V

Affections médicales de l'appareil urinaire...... 159

CHAPITRE VI

Affections de la peau....................... 165

CHAPITRE VII

Maladies de l'appareil digestif................ 177

CHAPITRE VIII

Maladies vénériennes....................... 197

QUATRIÈME PARTIE

    Page.

AFFECTIONS MÉDICALES ET CHIRURGICALES DES
ORGANES DES SENS...................................... 203

CHAPITRE I

Affections médicales........................... 205

CHAPITRE II

Opérations pratiquées sur les organes des sens. 215

FIN

Mâcon, PROTAT frères, imprimeurs

RED. :

18

graphicom
379.89.70

MIRE ISO N° 1
NF Z 43-007
AFNOR
Cedex 7 - 92080 PARIS-LA-DÉFENSE

0 1 2 3 4 5 6 7 8 9 10

BIBLIOTHEQUE NATIONALE

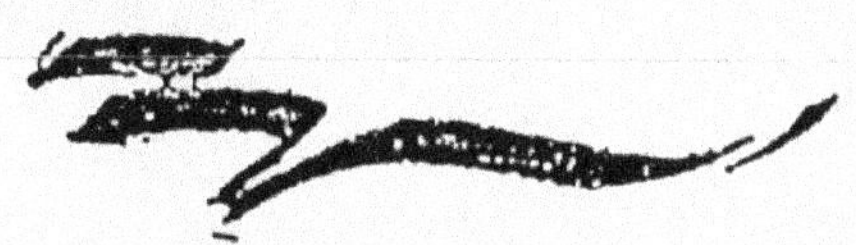

CHATEAU

de

SABLE

1994

www.ingramcontent.com/pod-product-compliance
Lightning Source LLC
LaVergne TN
LVHW010956180726
843502LV00004B/1215